147処方を味方にする

漢方 見ひらき 整理帳

医療法人徳洲会 日高徳洲会病院 院長
サイエンス漢方処方研究会 理事長

井齋偉矢 著

南山堂

序

　本書は，わが国で保険収載されている経口漢方薬147処方すべてを"サイエンス漢方処方"という新しい概念に基づき解説しました．サイエンス漢方処方では，漢方薬を多数の微量化合物の集合体と捉えています．そして，その化合物は生体に変調を起こしたシステムを正常化させることが可能ですが，その化合物の応答は生体と条件が合致したときのみ惹起されます．

　そのため，西洋薬と同様に"漢方薬が特定の症状に効く"関係，すなわち現象面でのみ漢方薬の効果を評価するだけでは不十分です．"漢方薬はちょうどよいところで効果が止まる"とか"変調を起こしていた患者のシステムが正常化したら，それ以上応答を続けることがない"という現象を説明するには，「漢方薬を服用した結果，応答が引き出され，身体のシステムが正常化した」というように"患者"を主軸とした評価や考え方をとらなければなりません．

　このように漢方薬を捉えると，その作用機序を解明するには，スーパーコンピュータや量子コンピュータを使った人体のシュミレーションモデルが必要となり，そこに超多成分薬剤システム（漢方薬はこう言い換えた方がよい）の情報を与えると，モデルがどのように応答するかという，システムバイオロジー的手法が基本になると考えられます．

　このような究極の形からみると，本書の内容はまだ発展途上ではありますが，中医学的，漢方医学的思考法を持たずとも，科学（サイエンス）をベースとした現代医学の思考法で適切な漢方薬を選択できるよう考慮し執筆しました．ただし，筆者の個人的な感性や経験を土台にしている関係上，独断が目に余るかもしれませんが，あくまでも筆者の意見ということでご容赦ください．

　本書により漢方薬がより身近になり，日常診療の幅を広げるために活用されることを切望します．

2018年冬

医療法人静仁会 静仁会静内病院　院長
サイエンス漢方処方研究会　理事長

井齋偉矢

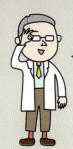

本書の見方

病態

漢方薬を選択する上で，入口（原因）や出口（症状）よりも，現時点で体内のどのシステムがどのように変調を来しているのかという点が最も重要である．これを「病態」と表現する．

応答

応 答：漢方薬を服用すると身体からどのような応答が引き出されるのかという漢方薬の基本的性質を述べる．

処方のコツ

漢方薬の応答をより鋭くするための併用法，ある症状や特定の環境因子があるとresponderになりやすいという経験則などを記載した．

留意すべき副作用

漢方薬の使用上の注意に載っている「重大な副作用」を網羅的に記載したが，救急・急性期に使用する漢方薬には「長期投与以外副作用を気にする必要なし」との表現を追記した．

漢方薬に記された番号はほとんどの製薬会社で共通だが，一部違うナンバリングを採用している会社があるので，それも併せて記載した．

シャクヤクカンゾウトウ
芍薬甘草湯   68 / TY 059

病 態
- 骨格筋／平滑筋がギューッと収縮する
- 収縮に伴う激痛がある

応 答
- 非常に短時間で筋肉が緩む
- 収縮に伴う痛みが消える

処方のコツ
- 筋肉系の炎症性症状の緩和にブースターとして追加処方する

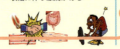

留意すべき副作用
- 間質性肺炎
- 偽アルドステロン症
- うっ血性心不全
- 心室細動
- 心室頻脈
- ミオパチー
- 肝機能障害
- 黄疸

＜成分ごと＞
甘草：グリチルリチン酸
- 偽アルドステロン症
- 薬疹

長期投与以外，副作用を気にする必要なし

病 名
- こむら返り
- 月経痛
- 尿路結石
- ぎっくり腰
- しゃっくり
- 胃けいれん

病名

レセプト病名になるものを記載した．病名が同じでも病態が異なると違う漢方薬を選択することになるので，病名から短絡的に漢方薬を選択することは避けるべきである．

(解説)は，あくまでも筆者の使用経験に基づいて，筆者がその漢方薬をどのように理解しているかという独善と偏見によって記載されているため，従来文献的に記載されてきた適応症や使用法を大胆にカットしたり，全く違う使用法を推奨したり，ある使用法に固執したりしていて，異論のある向きも多いとは思うが，筆者の執筆意図に鑑みご容赦願いたい．

| シャクヤクカンゾウトウ |

し
芍薬甘草湯

解説
- 芍薬甘草湯は，骨格筋でも平滑筋でも筋肉がギューッと収縮し痛みを伴う病態に対して，収縮した筋肉を自分でごく短時間で緩める応答を引き出す．
- こむら返りほどキツい収縮ではないが，筋肉痛を起こした部位の筋肉に強い張りがあるときに，筋肉の炎症を鎮める応答を引き出すには漢方薬に芍薬甘草湯を追加する方法が有用である．例えば葛根湯＋芍薬甘草湯．
- 尿管結石による疝痛を芍薬甘草湯で和らげたのち，猪苓湯で結石を落とす併用療法は有用である．
- レスポンダーかどうかは，1回の服用でわかる．こむら返りなら，5〜6分以内である．

[処方例] **レスポンダーの判定** 1回(こむら返りは5〜6分以内)

芍薬甘草湯　1回2包　頓服
　❶こむら返りなどは症状がキツいので1回に2包は必須である

芍薬甘草湯　1回1包　頓服
葛根湯　1回2包　頓服
　❶Upper back（肩）から lower back（腰）までのキツい筋肉痛に対する葛根湯(p.38)の併用療法

芍薬甘草湯　1回2包　頓服
猪苓湯　1回1包　1日4回　3日分
　❶尿管結石による疝痛が解けたら，猪苓湯(p.212)で結石を落とす

[処方例]
どのくらいの投与期間でレスポンダーかどうかがわかるかという回数，日数を記載したのは，効果のない漢方薬を無駄にのまされる患者を少しでも減らしたいというのが目的である．また，必要なものは併用する漢方薬，西洋薬を記載した．

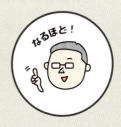

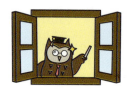

目 次

第1章 漢方薬の効くしくみ

病気は患者自身が治すもの …………………………… 2
健康とは勝ち続けること ……………………………… 2
身体が正常に機能していれば ………………………… 3
薬剤としての質の担保 ………………………………… 4
西洋薬と漢方薬：構造上の違い ……………………… 5
西洋薬と漢方薬：介入様式の違い …………………… 5
西洋薬と漢方薬：作用機序と構文の違い …………… 6
薬剤ではないのにどうして飲んだ人が応答を示すのか？ …… 6
西洋薬と漢方薬：効果発現の違い …………………… 7
身体を動かしているシステム ………………………… 8
超多成分にしか応答しないシステム ………………… 9
漢方薬はシステムを正常化する応答を引き出す薬剤である …10

第2章　147漢方薬の階層構造&処方のコツ

あ行

安中散 ………………… 12
[アンチュウサン]

胃苓湯 ………………… 14
[イレイトウ]

茵蔯蒿湯 ……………… 16
[インチンコウトウ]

茵蔯五苓散 …………… 18
[インチンゴレイサン]

温経湯 ………………… 20
[ウンケイトウ]

温清飲 ………………… 22
[ウンセイイン]

越婢加朮湯 …………… 24
[エッピカジュツトウ]

黄耆建中湯 …………… 26
[オウギケンチュウトウ]

黄芩湯 ………………… 28
[オウゴントウ]

黄連解毒湯 …………… 30
[オウレンゲドクトウ]

黄連湯 ………………… 32
[オウレントウ]

乙字湯 ………………… 34
[オツジトウ]

か行

葛根加朮附湯 ………… 36
[カッコンカジュツブトウ]

葛根湯 ………………… 38
[カッコントウ]

葛根湯加川芎辛夷 …… 40
[カッコントウカセンキュウシンイ]

加味帰脾湯 …………… 42
[カミキヒトウ]

加味逍遙散 …………… 44
[カミショウヨウサン]

甘草湯 ………………… 46
[カンゾウトウ]

甘麦大棗湯 …………… 48
[カンバクタイソウトウ]

桔梗石膏・桔梗湯 …… 50
[キキョウセッコウ・キキョウトウ]

帰脾湯 ………………… 52
[キヒトウ]

芎帰膠艾湯 …………… 54
[キュウキキョウガイトウ]

芎帰調血飲 …………… 56
[キュウキチョウケツイン]

九味檳榔湯 …………… 58
[クミビンロウトウ]

荊芥連翹湯 …………… 60
[ケイガイレンギョウトウ]

桂枝加黄耆湯 ………… 62
[ケイシカオウギトウ]

桂枝加葛根湯 ………… 64
[ケイシカカッコントウ]

桂枝加厚朴杏仁湯 …… 66
[ケイシカコウボクキョウニントウ]

| 桂枝加芍薬大黄湯 68
[ケイシカシャクヤクダイオウトウ]

桂枝加芍薬湯 70
[ケイシカシャクヤクトウ]

桂枝加(苓)朮附湯 72
[ケイシカ　ジュツブトウ]

桂枝加竜骨牡蛎湯 74
[ケイシカリュウコツボレイトウ]

桂枝湯 76
[ケイシトウ]

桂枝人参湯 78
[ケイシニンジントウ]

桂枝茯苓丸 80
[ケイシブクリョウガン]

桂枝茯苓丸加薏苡仁 82
[ケイシブクリョウガンカヨクイニン]

桂芍知母湯 84
[ケイシャクチモトウ]

啓脾湯 86
[ケイヒトウ]

桂麻各半湯 88
[ケイマカクハントウ]

香蘇散 90
[コウソサン]

五虎湯 92
[ゴコトウ]

五積散 94
[ゴシャクサン]

牛車腎気丸 96
[ゴシャジンキガン]

呉茱萸湯 98
[ゴシュユトウ]

五淋散 100
[ゴリンサン]

五苓散 102
[ゴレイサン]

さ行

柴陥湯 104
[サイカントウ]

柴胡加竜骨牡蛎湯 106
[サイコカリュウコツボレイトウ]

柴胡桂枝乾姜湯 108
[サイコケイシカンキョウトウ]

柴胡桂枝湯 110
[サイコケイシトウ]

柴胡清肝湯 112
[サイコセイカントウ]

柴朴湯 114
[サイボクトウ]

柴苓湯 116
[サイレイトウ]

三黄瀉心湯 118
[サンオウシャシントウ]

酸棗仁湯 120
[サンソウニントウ]

三物黄芩湯 122
[サンモツオウゴントウ]

滋陰降火湯 124
[ジインコウカトウ]

滋陰至宝湯 126
[ジインシホウトウ]

四逆散 128
[シギャクサン]

四君子湯 130
[シクンシトウ]

目次

梔子柏皮湯 ……………… 132
[シ シ ハク ヒ トウ]

七物降下湯 ……………… 134
[シチモツコウ カ トウ]

四 物 湯 ………………… 136
[シ モツ トウ]

炙甘草湯 ………………… 138
[シャカンゾウトウ]

芍薬甘草湯 ……………… 140
[シャクヤクカンゾウトウ]

芍薬甘草附子湯 ………… 142
[シャクヤクカンゾウ ブ シ トウ]

十全大補湯 ……………… 144
[ジュウゼンタイ ホ トウ]

十味敗毒湯 ……………… 146
[ジュウ ミ ハイドクトウ]

潤 腸 湯 ………………… 148
[ジュン チョウ トウ]

小建中湯 ………………… 150
[ショウケンチュウトウ]

小柴胡湯 ………………… 152
[ショウサイ コ トウ]

小柴胡湯加桔梗石膏 …… 154
[ショウサイ コ トウ カ キ キョウセッコウ]

小青竜湯 ………………… 156
[ショウセイリュウトウ]

小半夏加茯苓湯 ………… 158
[ショウハンゲ カ ブクリョウトウ]

消 風 散 ………………… 160
[ショウ フウ サン]

升麻葛根湯 ……………… 162
[ショウ マ カッコントウ]

四 苓 湯 ………………… 164
[シ レイ トウ]

辛夷清肺湯 ……………… 166
[シン イ セイハイトウ]

参 蘇 飲 ………………… 168
[ジン ソ イン]

神 秘 湯 ………………… 170
[シン ピ トウ]

真 武 湯 ………………… 172
[シン ブ トウ]

清上防風湯 ……………… 174
[セイジョウボウフウトウ]

清暑益気湯 ……………… 176
[セイショエッキ トウ]

清心蓮子飲 ……………… 178
[セイシンレン シ イン]

清 肺 湯 ………………… 180
[セイ ハイ トウ]

川芎茶調散 ……………… 182
[センキュウチャチョウサン]

疎経活血湯 ……………… 184
[ソケイカッケツトウ]

ix

た行

大黄甘草湯 ……………… 186
[ダイオウカンゾウトウ]

大黄牡丹皮湯 …………… 188
[ダイオウボタンピトウ]

大建中湯 ………………… 190
[ダイケンチュウトウ]

大柴胡湯 ………………… 192
[ダイサイコトウ]

大柴胡湯去大黄 ………… 194
[ダイサイコトウキョダイオウ]

大承気湯 ………………… 196
[ダイジョウキトウ]

大防風湯 ………………… 198
[ダイボウフウトウ]

竹筎温胆湯 ……………… 200
[チクジョウンタントウ]

治頭瘡一方 ……………… 202
[ヂヅソウイッポウ]

治打撲一方 ……………… 204
[ヂダボクイッポウ]

調胃承気湯 ……………… 206
[チョウイジョウキトウ]

釣藤散 …………………… 208
[チョウトウサン]

腸癰湯 …………………… 210
[チョウヨウトウ]

猪苓湯 …………………… 212
[チョレイトウ]

猪苓湯合四物湯 ………… 214
[チョレイトウゴウシモツトウ]

通導散 …………………… 216
[ツウドウサン]

桃核承気湯 ……………… 218
[トウカクジョウキトウ]

当帰飲子 ………………… 220
[トウキインシ]

当帰建中湯 ……………… 222
[トウキケンチュウトウ]

当帰四逆加呉茱萸生姜湯 … 224
[トウキシギャクカゴシュユショウキョウトウ]

当帰芍薬散 ……………… 226
[トウキシャクヤクサン]

当帰芍薬散加附子 ……… 228
[トウキシャクヤクサンカブシ]

当帰湯 …………………… 230
[トウキトウ]

な行

二朮湯 …………………… 232
[ニジュツトウ]

二陳湯 …………………… 234
[ニチントウ]

女神散 …………………… 236
[ニョシンサン]

人参湯 …………………… 238
[ニンジントウ]

人参養栄湯 ……………… 240
[ニンジンヨウエイトウ]

目次

は行

排膿散及湯 ·················· 242
[ハイノウサンキュウトウ]

麦門冬湯 ···················· 244
[バクモンドウトウ]

八味地黄丸 ·················· 246
[ハチミジオウガン]

半夏厚朴湯 ·················· 248
[ハンゲコウボクトウ]

半夏瀉心湯 ·················· 250
[ハンゲシャシントウ]

半夏白朮天麻湯 ·············· 252
[ハンゲビャクジュッテンマトウ]

白虎加人参湯 ················ 254
[ビャッコカニンジントウ]

茯苓飲 ······················ 256
[ブクリョウイン]

茯苓飲合半夏厚朴湯 ·········· 258
[ブクリョウインゴウハンゲコウボクトウ]

附子理中湯 ·················· 260
[ブシリチュウトウ]

平胃散 ······················ 262
[ヘイイサン]

防已黄耆湯 ·················· 264
[ボウイオウギトウ]

防風通聖散 ·················· 266
[ボウフウツウショウサン]

補中益気湯 ·················· 268
[ホチュウエッキトウ]

ま行

麻黄湯 ······················ 270
[マオウトウ]

麻黄附子細辛湯 ·············· 272
[マオウブシサイシントウ]

麻杏甘石湯 ·················· 274
[マキョウカンセキトウ]

麻杏薏甘湯 ·················· 276
[マキョウヨクカントウ]

麻子仁丸 ···················· 278
[マシニンガン]

木防已湯 ···················· 280
[モクボウイトウ]

xi

ヨクイニン ……………………… 282
[ヨク イ ニン]

薏苡仁湯 ……………………… 284
[ヨク イ ニントウ]

抑肝散 …………………………… 286
[ヨク カン サン]

抑肝散加陳皮半夏 …………… 288
[ヨクカンサン カ チン ピ ハン ゲ]

六君子湯 ……………………… 290
[リックン シ トウ]

立効散 ………………………… 292
[リッ コウ サン]

竜胆瀉肝湯 …………………… 294
[リュウタンシャカントウ]

苓甘姜味辛夏仁湯 …………… 296
[リョウカンキョウ ミ シン ゲ ニントウ]

苓姜朮甘湯 …………………… 298
[リョウキョウジュツカントウ]

苓桂朮甘湯 …………………… 300
[リョウケイジュツカントウ]

六味丸 ………………………… 302
[ロク ミ ガン]

付録　医療用漢方薬一覧 ……………………………… 304

索引 …………………………………………………… 309

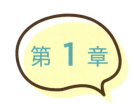

漢方薬の効くしくみ

病気は患者自身が治すもの

　当たり前のことではあるが，病気になるのは他でもない患者自身であり，病因によって身体を動かしているシステムに何らかの変調を生じた結果が「病気(illness)」である．病気が治るためには，変調を来したシステムを修復する「応答(response)」が身体から引き出されなくてはならない．現時点では薬物や手術などによる介入が最も効率がいいので専らこの方法が取られているが，未開の地ではお祈りの方が効果的に応答を引き出せることもあり得る．

　どのような介入方法が取られたにせよ，最終的にシステムが正常化した結果「生き延びる(survival)」ことができるのであり，最終的に正常化できなければ死を迎えることになる．

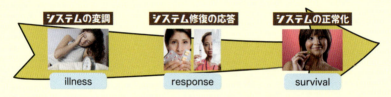

健康とは勝ち続けること

　健康とは一見身体のなかでは，何事も起こっていない平穏状態に見えるが，実際には生まれ落ちた瞬間から，内的・外的な攻撃因子に晒され続け，これらと戦って勝ち続けていることが，健康を維持しているということである．したがって，健康と病気の間にまだ病気になっていない「未病」という概念を置くという考え方は，体内が常在戦場である現実と乖離しており，間違った考え方である．むしろ，人間はもともと病気で，それを克服し続けているので健康でいられると考える方が現実と合致している．

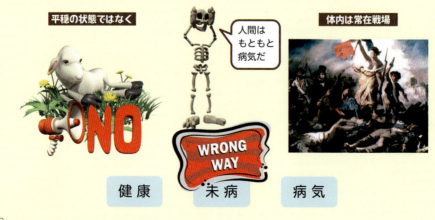

身体が正常に機能していれば

　身体のすべてのシステムが正常に機能していれば，ヒトはがんにも感染症にもかからない力を持っている．ニボルマブ（オプジーボ®）という抗がん剤は，がん細胞を直接攻撃するのではなく，PD-1 と PD-1 リガンドとの結合を阻害することで，がん細胞により不応答となっていた抗原特異的T細胞を回復・活性化させ，抗腫瘍効果を示す．つまり，がん細胞を攻撃しているのはヒトの抗原特異的T細胞なのである．エボラ出血熱や新型インフルエンザも，アウトブレイクが起きたときには，この世の終わりが来るかのような大騒ぎであったが，蓋を開けてみると，アフリカはいつの間にか平穏になり，新型インフルエンザは通常のインフルエンザと大差なかった．ヒトは底知れぬ防衛力を持っている．でも万が一，ヒトにはまったく歯が立たない病原体が出現したらそれは人類の滅亡を意味するのである．

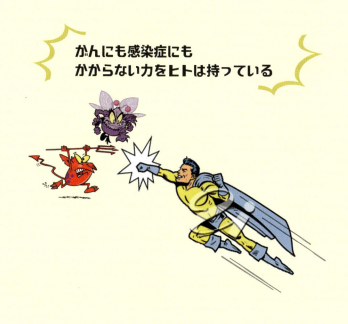

がんにも感染症にも
かからない力をヒトは持っている

薬剤としての質の担保

　今まで2回漢方薬は保険収載を外されそうになった。なぜかというと、漢方薬は薬剤が保険収載される正当な手続き（第Ⅰ，Ⅱ，Ⅲ相試験）を経ないで認可された薬剤で、西洋薬に比してその質が担保されていないと思われているからであろう。しかし、歴史をみると、生薬学の先駆的書物である「神農本草経」で薬草の薬効だけでなく強毒性の植物を除外している点で人体実験を経た第Ⅰ相試験が済んでいる。次に世界で中国だけが行った複数の生薬を配合することで新たな薬剤に変身したようにみえることを発見し、大まかに5種類くらいの生薬を配合した多数のレシピのなかから最高の完成度のものを200～300年かけた治験によって選んでいる。これはまさに第Ⅱ，Ⅲ相試験と言える。日本における最大の発明はエキス剤である。この方法により常に成分が一定の剤形ができ上がり、米国食品医薬品局の認可を得て、現在、大建中湯が第Ⅱ相試験を行なっている。

第Ⅰ相試験

   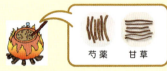

生薬学　　紀元後200年　　　　　　複数生薬配合
　　　　　強毒性の除外　　　　　　新たな薬に変身したようにみえる
　　　　　弱毒は含む

第Ⅱ&Ⅲ相試験

フォーマットに基いて　　200～300年かけた厳格な治療

傷寒論　　　　　　　　　　さらに発展

1800年前　　高い完成度　　　　エキス剤を開発　　　米国で大建中湯の
初の漢方処方集　崩すと薬効が落ちる　ランダム比較試験が可能　第Ⅱ相試験が進行中
　　　　　　二重盲検

西洋薬と漢方薬：構造上の違い

　西洋薬と漢方薬の違いを構造からみると，西洋薬は基本的に1種類の化合物からなり，ある程度の量の化合物がないと薬剤にはならないのが常識である．たとえばカンデサルタンは1日当たり2mgから12mgで降圧作用を示す．ある程度の量があるので，化合物の血中濃度，臓器分布，半減期などを示すのが薬理学の基本的手法である．これに対して，漢方薬は数十種類以上の化合物の集合体であるが，個々の化合物の量はかなり少ない．現代薬理学の常識から言うと構造的に漢方薬は薬剤とは言えないのであるが，例えば芍薬甘草湯のこむら返りに対する有効率は，ほとんど100％に近い．このような偽薬は存在し得ないので，漢方薬を薬剤から除外することができない．それでは，このような構造の薬剤がどうして薬効を示すのであろうか．

西洋薬
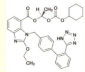
- 基本的に1種類の化合物
- ある程度の量の化合物がないと薬剤にならないのが常識
- 化合物の血中動態や臓器分布みるのは薬理学の基本的手法

漢方薬
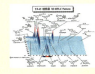
- 数十以上の化合物の集合体
- 個々の化合物の量は少ない
- 薬理学的には薬剤ではない
- しかし明らかな薬効があるので薬剤から除外できない

西洋薬と漢方薬：介入様式の違い

　西洋薬と漢方薬の違いは，まず第1に，その介入様式の違いである．西洋薬は一種類のある程度の量の化合物がドーンとボタンを押し，その結果比較的単純なシステムが応答する．例えば降圧薬で血圧が下がる応答である．一般的には西洋薬と応答するシステムとは1対1対応をする．これに対して，漢方薬は非常に多数のしかも量は少ない化合物が一斉にあるいは時間差で，いろいろな受容体を阻害したり促進したりする．例えていうと，軽いタッチでタタタ…と押すのである．身体がこのような刺激のされ方をするとき，複雑で動的なシステムが応答する．例えば麻黄湯が初期免疫を賦活する応答である．

西洋薬

- ドーン！とボタンを押す
- 比較的単純なシステムが応答
- 応答するシステムと1対1対応

漢方薬
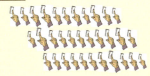
- 軽いタッチでタタタ…と押す
- 複雑で動的なシステムが応答
- 複数のシステムが応答することも

西洋薬と漢方薬：作用機序と構文の違い

　西洋薬の薬理作用を説明するときには，いつでも「薬が…」を主語にして，「主成分の△△が□□に作用することで○○の値が正常化する」という構文が常に成立する．西洋薬は薬剤が応答を強いる(force)のである．これに対して漢方薬は，「薬剤ではない」ので，「漢方薬が…」を主語にすると，「漢方薬の構成成分の△△が□□に作用すると○○という効果が現れるので，この漢方薬には××という効果がある」という間違いを犯してしまう．実際に起こっていることは「患者が漢方薬を服用した結果○○という応答が引き出され，身体のシステムが正常化する」というように「患者が…」を主語にしなければ，自主的な応答をする理由が説明できない．

西洋薬

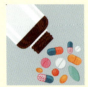

- 西洋薬が……□□に作用することで○○の値が正常化する
- 応答を強いる"force"
- 「西洋薬＝薬剤である」常にこの構文が成立

漢方薬は薬剤ではない

漢方薬

- 漢方薬が……と考えると構成成分□□の作用で漢方薬の作用を語る間違いを犯す
- 患者が……応答をした結果，身体のシステムが正常化する
- 自主的に応答する"active"

薬剤ではないのにどうして飲んだ人が応答を示すのか？

　放射線を被曝したときに，被曝量が少ないと細胞が活性化されて，健康によい効果が出る．被曝量がある程度以上になると（しきい値を超えると）害の方が多くなる．これを「ホルミシス効果」という．たとえば，早歩き程度の運動は細胞を活性化するが，プロのアスリートのような過激な運動は，フリーラジカルを大量に発生させるなどして健康に害である．アスリートが引退するときには，身体がボロボロになっていることが多い．植物も薬草と言われるものには，少量の毒が含まれていて，その中でも人体に利益になる応答を引き出すもの，そしてより有益な組み合わせを長い年月をかけて探し出した結果が漢方薬である．

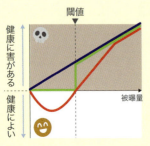

ホルミシス効果

- 放射線被曝で言われるホルミシス効果と同じ現象が植物に含まれる少量の毒についても起こっている
- 植物に含まれる少量の毒のうち人体が益になる応答を引き出すもの，そしてより有益な組み合わせを長い年月をかけて探し出した結果が漢方薬なのである

西洋薬と漢方薬：効果発現の違い

　西洋薬と漢方薬は効果の発現の仕方にも違いがある．例えば降圧薬は，高血圧ではない人にも降圧効果を示すので，間違って投与すると危険なほど血圧が低下することがある．また，高血圧の患者に投与するときにも，投与前の血圧によって投与量を調節する必要がある．つまり，降圧薬は患者の病態に無関係にいつでも（always）薬剤なのである．このように西洋薬は全ていつでも薬剤なのである．これに対して漢方薬は，例えばこむら返りに芍薬甘草湯を投与したときには，こむら返りを起こした人だけが応答し，起こしてない人はまったく応答しない．つまり，芍薬甘草湯はこむら返りに使われたときだけ薬剤のようにみえて，しかもこむら返りの筋痙攣を緩める応答を患者から引き出すので，基本的に過剰に筋が緩んでしまうことはない．患者が自分で治すのであるから，やり過ぎるはずはないのである．

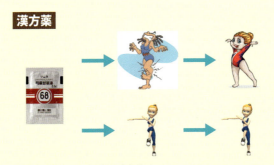

西洋薬
- 高血圧ではない人にも降圧効果を示す
- 投与量で調節する必要がある
- 患者の病態に無関係にいつでも薬剤である

漢方薬
- こむら返りの人だけが応答する
- こむら返りがないと応答せず
- 患者の病態と呼応したときだけ薬剤になるようにみえる

身体を動かしているシステム

　身体を動かしているシステムと，漢方薬（the supermulticomponent drug system [超多成分薬剤システム] と呼んだ方がずっとわかりやすい）の関与の度合いをみる．深部体温が37℃ないとすべてのシステムが上手く動かないので「熱産生・体温調節系」がピラミッドの頂点に位置し，次の列の「免疫・抗炎症系」「微小循環系」「水分調整系」は漢方薬でしか動かせない．「腎泌尿器系」「循環器系」「呼吸器系」「筋骨格系」「消化器系」「精神神経系」については主に器質的な部分は西洋薬が，機能的な部分は漢方薬がメインになるが，オーバーラップするところもかなりある．「内分泌系」「生殖系」については漢方薬の関与はほとんどない．

Participation of the supermulticomponent drug system, kampo	
	熱産生・体温調節系
Almost all	微小循環系 免疫・抗炎症系 水分調整系
Yes or no	腎泌尿器系 循環器系 呼吸器系  筋骨格系 消化器系  精神神経系 
Almost none	内分泌系 生殖系 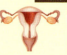

超多成分にしか応答しないシステム

漢方薬（the supermulticomponent drug system［超多成分薬剤システム］）にしかほとんど応答しない4つのシステムでは，漢方薬を服用したときどんな応答が身体のなかで起きているのであろうか．「熱産生・体温調節系」ではアディポネクチンの分泌を促し，その刺激で褐色脂肪細胞が活性化して熱産生が亢進し，深部体温を37℃に維持する．「免疫・抗炎症系」では主に自然免疫において樹状細胞とそこに存在する鋭敏な病原体センサーであるトル様受容体（toll-like receptor；TLR）の感度を保つ応答を引き出しT細胞系への抗原提示を迅速に行わせる．「微小循環系」では動脈系から循環の律速段階である微小循環系に流れ込んだ血液が円滑に静脈系に流れるように，一酸化窒素や過酸化水素を必要量産生して微小血管の平滑筋を十分弛緩させる応答を引き出す．「水分調整系」では身体の細胞すべてに発現する水の出入口であるアクアポリンを，細胞が乾燥しているときには促進（開ける）し，細胞が浮腫を来しているときには阻害（閉める）する応答を引き出し，細胞レベルで水分の調整を行う．これらのシステムは暴走すると極端な場合は命を落とすこともあるので単純な刺激では動かないようになっている．多成分の刺激で動くようになっているのは安全弁としてのシステムである．

熱産生・体温調節系
（褐色脂肪細胞 / アディポネクチン）

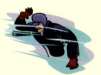

免疫・抗炎症系
（樹状細胞 /TLR）

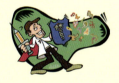

微小循環系
（血管平滑筋弛緩 /NO, H_2O_2）

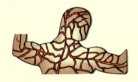

水分調整系
（AQP 促進 / 阻害反応）

漢方薬はシステムを正常化する応答を引き出す薬剤である

　一言で言うと，漢方薬はシステムを正常化する応答を引き出す薬剤である．まだ余力が残っている患者は，漢方薬を服用することで，より確実かつ迅速に自力で病気を克服することができるようになる．一方，末期がんで悪液質に陥った患者のように，もはや余力が残っていない状態であれば，さすがに漢方薬を服用しても，病気を治す応答は引き出すことができない．漢方薬が応答を引き出せるか否かのポイントは患者の側にあるのであって，漢方薬がそのような作用あるいは力量を持っていると誤解してはならない．

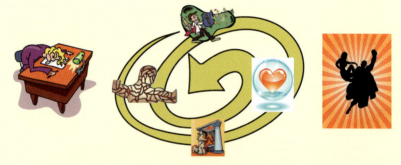

漢方薬の服用により患者は自力で病気を克服する
余力が残っていなければ漢方薬でも病気を治す応答は引き出せない

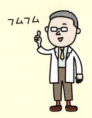

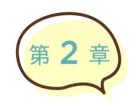

第2章
147漢方薬の階層構造＆処方のコツ

安中散
アンチュウサン

5　TY 001

病態
- ストレス性胃炎

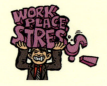

応答
- 胃痛が取れて胃の消化機能が回復する

処方のコツ
- 甘いものが好きな人に効きやすい

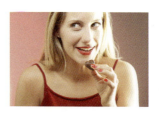

留意すべき副作用
- 偽アルドステロン症
- ミオパチー

＜成分ごと＞

甘草：グリチルリチン酸
- 偽アルドステロン症
- 薬疹

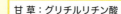

長期投与以外，副作用を気にする必要なし

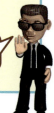

病名
- 神経性胃炎

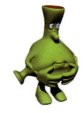

| アンチュウサン

解説

- 安中散は，成因がストレスであると考えられる胃の炎症に用いられる．
- 甘いものが好きな人にレスポンダーが多いという意味は，甘いものは胃酸の分泌を促進するので，安中散が胃酸過多に対して抑制する応答を引き出せることを示している．
- ストレス性胃炎の胃痛に対してもこれを抑制する応答が引き出される．

[処方例]　レスポンダーの判定　1回〜1日

安中散　1回1包　1日4〜5回　3日分
- ストレスがかかっておまけに胃が痛い状況からは一刻でも早く助け出したいのでガンガン服用する

安中散　　　1回1包　1日4〜5回　3日分
芍薬甘草湯　1回1包　1日4〜5回　3日分
- ストレス性胃炎に胃けいれんの要素が混ざって胃痛が高度なときには芍薬甘草湯(p.140)を追加して用いる

胃苓湯
イレイトウ

病態

- 胃腸が冷えて軟便傾向
- 腹痛を伴わない下痢型 IBS

応答

- 胃腸の浮腫傾向と炎症の改善
- 水様性下痢をしにくくなる

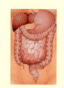
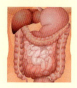

処方のコツ

- 五苓散(p.102)＋平胃散(p.262)というイメージ

 +

留意すべき副作用

- 偽アルドステロン症
- ミオパチー

＜成分ごと＞

甘草：グリチルリチン酸
- 偽アルドステロン症
- 薬疹

長期投与以外，副作用を気にする必要なし

病名

- 急性胃腸炎
- 食あたり
- 暑気あたり
- 冷え腹

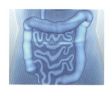

解説

- 胃苓湯は，五苓散＋平胃散というイメージの漢方薬で，胃腸が冷えて軟便傾向になる人や，腹痛を伴わない下痢型の過敏性腸症候群(IBS)の人の胃腸機能を正常化する応答を引き出す．
- 腸管の浮腫傾向が著しい胃腸炎に向いており，頑固な水様性下痢が解決する．

[処方例]　レスポンダーの判定　1回

胃苓湯　1回1包　1日4〜5回　3日分
- 急性下痢を伴う胃腸炎に使う場合

胃苓湯　1回1包　1日3回　14日分
- 腹痛を伴わない下痢型の過敏性腸症候群に使う場合

茵蔯蒿湯
インチンコウトウ

(135) / KB 402

病態

- 肝の炎症
- 胆汁鬱滞
- 肝の線維化

応答

- 胆汁分泌促進
- 抗アポトーシス活性

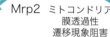

genipin

Mrp2　ミトコンドリア
　　　　膜透過性
　　　　遷移現象阻害

肝の酸化ストレス軽減
肝星細胞アポトーシス誘発
肝の線維化を改善

処方のコツ

- 作用機序が違うので ウルソデオキシコール酸と併用する

 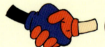

留意すべき副作用

- 肝機能障害
- 黄疸
- 腸間膜静脈硬化症

＜成分ごと＞

山梔子：ゲニポシド
- 腸間膜静脈硬化症
- 皮膚の色素沈着

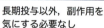

長期投与以外，副作用を気にする必要なし

病名

- 肝機能検査値の異常
- 肝硬変

 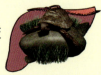

インチンコウトウ

茵蔯蒿湯

解説

- 茵蔯蒿湯は，現在最も肝疾患に使われる漢方薬である．茵蔯蒿湯は肝臓の抗線維化作用を持ち，細胞膜トランスポーターに作用して胆汁排泄を促進し，ビリルビンクリアランスを上昇させ，Mrp2の増加が肝保護に働き，星細胞のPDGF（血小板由来成長因子）依存性を調節し肝線維化を抑制している．
- 実際の処方では，作用機序が違うので必ずウルソデオキシコール酸と併用する．中等症以上では，グリチルリチン・グリシン・システイン配合剤注射液も併用する．

[処方例]　レスポンダーの判定　3日

```
茵蔯蒿湯　1回1包　1日3回　7日分
ウルソデオキシコール酸100mg　1回1錠　1日3回　7日分
```
❗肝機能検査値が横ばいあるいは悪化したときにはグリチルリチン・グリシン・システイン配合剤注射液または，肝細胞ミトコンドリア膜安定化作用のあるアルプロスタジル注射液を併用

茵蔯五苓散
インチンゴレイサン

病態
- 湿潤/瘙痒を伴う皮膚病変

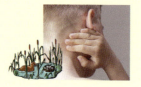

応答
- 皮膚炎の改善

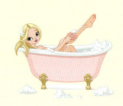

処方のコツ
- 浮腫と瘙痒を伴う皮膚疾患

- 急性神経炎に越婢加朮湯（p.24）と併用

 +

留意すべき副作用
- 重大な副作用はない

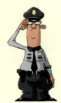

病名
- 蕁麻疹

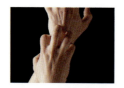

- 急性神経炎

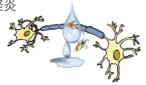

| インチンゴレイサン |

解説

- 茵蔯五苓散は，元来は黄疸を伴う肝疾患の治療に使われる漢方薬であったが，現在はあえて茵蔯五苓散を使う場面はなくなった．
- むしろ，帯状疱疹などの急性神経炎に越婢加朮湯（p.24）と併用することで，急速に神経の炎症を消退させる応答を引き出す．

[処方例]　レスポンダーの判定　1日

```
茵蔯五苓散　1回1包　1日3回　7日分
越婢加朮湯　1回1包　1日3回　7日分
```
- 帯状疱疹の初回処方にバラシクロビルと併用すると，翌日には大幅に局所の神経炎症状が改善する

温経湯
ウンケイトウ

病態
- 骨盤内の微小循環障害

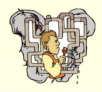

応答
- 微小循環障害の改善による月経関連や更年期に伴う症状の改善

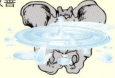

処方のコツ
- 口唇の乾燥，手足のほてり，下腹部の冷えが特異的な症候

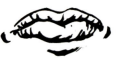 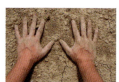

留意すべき副作用
- 偽アルドステロン症
- ミオパチー

＜成分ごと＞

甘草：グリチルリチン酸
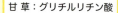
- 偽アルドステロン症
- 薬疹

病名

- 月経異常
- 更年期障害

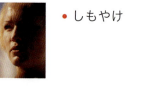

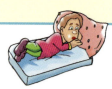
- 神経症
- しもやけ

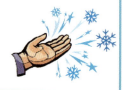

|ウンケイトウ|

温経湯

解説

- 温経湯は，骨盤内の微小循環障害を病因に発症した月経関連症状や更年期障害を鎮める応答を引き出す．
- 特徴的な使用目標として，口唇の乾燥と手足のほてりがあるが，特に口唇の乾燥のポイントは高く，割れるほど乾いていたら，即決で温経湯を選択してもよい．
- 婦人科関連では，下腹部に限局した冷えを感じたり，下腹部痛がしばしば起こったりする人は適応であるが，必ずしも必要条件ではない．

[処方例]　レスポンダーの判定　7日

温経湯　1回1包　1日3回　14日分
　　　　❶口唇の乾きがみるみる改善していくので，口紅のノリがよくなり，女性に好評である

温清飲
ウンセイイン

57
TY 005

病態
- T細胞機能障害による皮膚の炎症／微小循環障害／水分欠乏

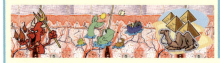

応答
- 皮膚の炎症／微小循環障害／水分欠乏の迅速な消退

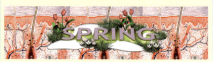

処方のコツ
- ジクジク・ゴベゴベの見るからに汚い皮膚病変が対象になる

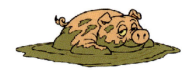

留意すべき副作用
- 間質性肺炎
- 肝機能障害
- 黄疸

＜成分ごと＞

黄芩
- 間質性肺炎
- 肺機能障害

病名
- アトピー性皮膚炎
- 尋常性乾癬
- 掌蹠膿疱症

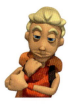 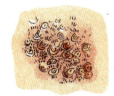 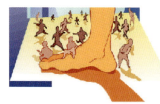

| ウンセイイン |

解説

- 温清飲は，T細胞機能障害による皮膚の炎症，微小循環障害，水分欠乏によって起こる難治性の皮膚疾患，例えばアトピー性皮膚炎，尋常性乾癬，掌蹠膿疱症などを鎮める応答を引き出す．
- 見るからに汚く，浸出液の多い，ジクジク・ゴベゴベの皮膚病変が対象になる．
- 月経困難症を合併している症例では，それも同時によくなる．

温清飲

[処方例]　レスポンダーの判定　7日

温清飲　1回1包　1日3回　14日分
- 基本的に副腎皮質ホルモン含有外用剤は使わない

温清飲　　1回1包　1日3回　14日分
滋陰降火湯　1回1包　1日3回　14日分
- 皮膚の乾燥が高度な場合に滋陰降火湯(p.124)を併用すると皮膚が潤い病変が早期に改善する

温清飲　1回1包　1日3回　14日分
当帰飲子　1回1包　1日3回　14日分
- 上記処方で潤いが得られないとき当帰飲子(p.220)を併用するのが第二選択である

越婢加朮湯
エッピカジュツトウ

病態

- 関節/皮膚の熱感を伴う炎症
- 目の充血を伴う炎症
- 特に膝より下の浮腫

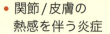
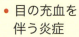

応答

- 関節/皮膚の炎症が急速に消退
- 目の充血が改善
- 浮腫が軽減

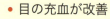
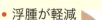

処方のコツ

- 浮腫はおじさん系の人が対象

留意すべき副作用

- 偽アルドステロン症
- ミオパチー

長期投与以外，副作用を気にする必要なし

<成分ごと>

麻黄：エフェドリン
- 虚血性心疾患 ・不眠 ・尿閉

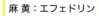

甘草：グリチルリチン酸
- 偽アルドステロン症 ・薬疹

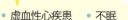
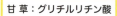

病名

- 急性関節炎
- 関節リウマチ
- 結膜炎

- 膝より下の浮腫
- 蚊刺症

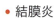

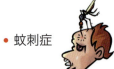

| エッピカジュツトウ

解説

- 越婢加朮湯は，関節など整形外科領域と結膜など眼科領域の熱感を伴う急性炎症を迅速に鎮める応答を引き出す．
- もうひとつの重要な応答は，主に膝より下の浮腫を軽減させることである．適応患者は色が浅黒く，筋肉質のいわゆる「おじさん系」で，色白でポチャポチャしている「おばさん系」には猪苓湯(p.212)が選択される．
- ただ，多くの症候はグラデーションを示すので，おじさん系ともおばさん系とも決めかねる場合には，越婢加朮湯＋猪苓湯の２剤併用とする．

[処方例] レスポンダーの判定 1～3日

越婢加朮湯　1回1包　1日4～5回　7日分
- 整形外科領域では痛み，眼科領域では痛みと痒みが辛いので，早く効かせるためには頻回投与が必要となる．蚊刺症のように水っぽく腫れる虫刺症でも同様の頻回投与を行う

越婢加朮湯　1回1包　1日3回　14日分
猪苓湯　　　1回1包　1日3回　14日分
- おじさん系ともおばさん系とも決めかねたときの処方例．猪苓湯(p.212)を含め併用はそれぞれfull-doseでよい

越婢加朮湯　1回1包　　1日3回　14日分
防已黄耆湯　1回1包　　1日3回　14日分
ブシ末　　　1回0.67g　1日3回　14日分
- 膝関節内浮腫と内側側副靱帯炎を併発している場合

越婢加朮湯

黄耆建中湯
オウギケンチュウトウ

98 / TY 007

病態
- 衰弱が進んで日常生活動作能力が低下している

応答
- 元の日常生活動作には戻らないが多少の改善はみられる

処方のコツ
- 終日横臥している高齢者が起き上がるようになり食欲が出てくる

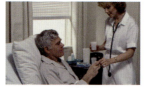 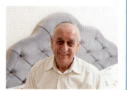

留意すべき副作用
- 偽アルドステロン症
- ミオパチー

＜成分ごと＞

甘草：グリチルリチン酸
- 偽アルドステロン症
- 薬疹

病名
- 虚弱体質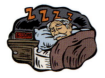
- 病後の衰弱

解説

- 黄耆建中湯は，衰弱が進んで日常生活動作能力が低下している高齢者に使うと，元の日常生活動作には戻らないまでも，多少の改善が得られる応答を引き出す．
- 寝たきりの高齢者を起こす効果があると言われてきたが，さすがにこれは誇張である．しかし，終日横臥している高齢者がベッドで起き上がるようになり食欲が出てくることがある．

[処方例] レスポンダーの判定 2週間

黄耆建中湯　1回1包　1日3回　14日分
- 改善がみられたとしても少しずつであり，ドラマチックな展開はないので比較的長期投与が必要となる

黄芩湯 (オウゴントウ)

S 35

病態

- 急性の胃腸の炎症
- 嘔吐や下痢を来たす

応答

- 胃腸の炎症を迅速に鎮める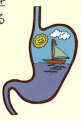

処方のコツ

- 下痢だけで嘔吐のない軽症の急性胃腸炎が適応

留意すべき副作用

- 間質性肺炎
- 偽アルドステロン症
- ミオパチー
- 肝機能障害
- 黄疸

＜成分ごと＞

甘草：グリチルリチン酸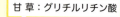
- 偽アルドステロン症
- 薬疹

黄芩
- 間質性肺炎
- 肺機能障害

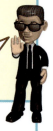

長期投与以外，副作用を気にする必要なし

病名

- 急性胃腸炎

| オウゴントウ

解説

- 黄芩湯は，水様性下痢と熱感を伴う急性胃腸炎を迅速に抑える応答を引き出す．
- 嘔吐が強いときには，嘔吐は茯苓飲（p.256）を用いて別に治療する必要がある．
- 第一選択はあくまでも桂枝人参湯で，下痢だけで嘔吐がない軽症に使う．

[処方例] レスポンダーの判定 1回

```
黄芩湯　1回1包　頓服
    ❶治るまで1時間ごとに服用する

黄芩湯　1回1包　頓服
茯苓飲　1回1包　頓服
    ❶嘔吐を伴うとき茯苓飲を併用．治るまで1時間ごとに服用する
```

黄連解毒湯
オウレンゲドクトウ

⑮ TY008

病態
- 胃の激しい炎症
- 口腔粘膜の激しい炎症
- 心/腎血管炎
- 出血

応答
- 胃と口腔粘膜の炎症が迅速に消退
- 心/腎機能改善
- 止血機構稼働

処方のコツ

　頭に血が上るときに使ってみる
　　　　　　（高血圧随伴症状）

- のぼせ
- 顔面紅潮
- イライラ

留意すべき副作用
- 肝機能障害
- 腸間膜静脈硬化症
- 黄疸

＜成分ごと＞
山梔子：ゲニポシド
- 腸間膜静脈硬化症
- 皮膚の色素沈着

長期投与以外，副作用を気にする必要なし

病名
- 胃炎
- 消化性潰瘍
- 口腔粘膜炎
- 喀血
- 吐血
- 皮膚瘙痒症（透析症例のように抗ヒスタミン剤不可例）

|オウレンゲドクトウ|

解説

- 黄連解毒湯は，胃や口腔内の激しい炎症と心・腎の血管炎と上半身の出血という3つの異なる病態に使われる．
- 胃の激しい炎症を伴う胃潰瘍や急性胃粘膜病変にプロトンポンプ阻害薬と併用すると粘膜病変の改善が促進される．プロトンポンプ阻害薬には抗炎症作用・粘膜修復促進作用はない．
- 口腔粘膜炎の治療だけでなく予防にも効果がある．
- 高血圧に降圧薬と併用すると降圧薬の投与量を減らせることがある．
- 喀血に使える止血薬は黄連解毒湯だけである．

[処方例] レスポンダーの判定 1～3日

黄連解毒湯　1回1包　1日4～5回　7日分
ファモチジン20mg　1日2回　7日分
　　❶プロトンポンプ阻害薬で胃粘膜病変を治療するときは必ず併用するとよい

黄連解毒湯　1回1包　1日3回　7日分
　　❶口腔粘膜炎の予防・治療，高血圧随伴症状，更年期障害などによる赤ら顔やのぼせの治療のときの服用法

黄連解毒湯　1回1包　1日5～6回　7日分
　　❶喀血の治療には，倍量投与は必須

お　黄連解毒湯

黄連湯
オウレントウ

120 TY009

病態
- 胃の消化機能が停滞している
- 口腔内や胃の急性炎症

応答
- 胃の機能と炎症が急速に鎮まる
- 口内炎が鎮まる

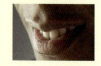

処方のコツ
- 飲み過ぎ食べ過ぎで胃が弱っているときに使ってみる

留意すべき副作用
- 偽アルドステロン症
- ミオパチー

＜成分ごと＞

甘草：グリチルリチン酸
- 偽アルドステロン症
- 薬疹

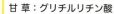

【禁忌】これらが悪化の恐れ
- アルドステロン症の患者
- ミオパチーのある患者
- 低カリウム血症のある患者

長期投与以外，副作用を気にする必要なし

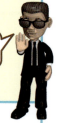

病名
- 急性胃炎
- 二日酔
- 口内炎

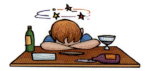

|オウレントウ|

解説

- 黄連湯は，特に胃の消化機能が落ちている場合と，口腔や胃の急性炎症という，2つの違った病態に使われるが，いずれも迅速な応答を引き出すことができる．
- 具体的には，飲み過ぎや食べ過ぎで胃が弱ってしまったときに使うと，胃が迅速に元に戻る感じが実感できる．
- 漢方薬には珍しく「禁忌」がある．アルドステロン症，ミオパチー，低カリウム血症の患者に黄連湯を投与するとこれらの疾患が悪化する恐れがあるという．

[処方例] レスポンダーの判定 1回

黄連湯　1回1包　1日4〜5回　7日分
- 胃の働きを速やかに取り戻す必要があるので，回数を多くのんで早めに効果を得る

お 黄連湯

乙字湯
オツジトウ

病態
- 肛門の微小循環障害
- 便通が円滑ではない

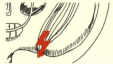 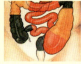

応答
- 肛門の微小循環障害が改善する
- 便通も改善する

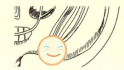

処方のコツ
- 痔核の程度は軽度〜中等度

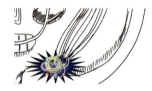

留意すべき副作用
- 間質性肺炎
- ミオパチー
- 黄疸
- 偽アルドステロン症
- 肝機能障害

＜成分ごと＞

甘草：グリチルリチン酸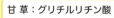
- 偽アルドステロン症
- 薬疹

黄芩
- 間質性肺炎
- 肺機能障害

病名
- キレ痔
- イボ痔

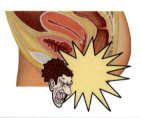

|オツジトウ|

解説

- 乙字湯は，痔核に特化した方剤で特異度が非常に高い．
- 内痔核・外痔核を問わないが，軽症～中等度例からしか応答を引き出せない．
- 痔核は肛門の微小循環障害そのものであるから，乙字湯は微小循環障害を改善する応答を引き出すことで痔核に対処する．

[処方例] レスポンダーの判定 3～7日

乙字湯　　1回1包　1日3回　7日分
　　　❶それほどの速効性はない

乙字湯　　　1回1包　　1日3回　7日分
桂枝茯苓丸　1回1～2包　1日3回　7日分
　　　❶肛門の微小循環障害改善作用を桂枝茯苓丸(p.80)で増強することにより中等度の痔核にも使えるようになる

葛根加朮附湯
カッコンカジュツブトウ

S 07

病態
- 僧帽筋の張り
- 緊張型頭痛

- 冷えると痛む神経痛と関節痛

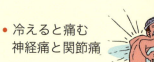

応答
- 僧帽筋と頸部・頭部の張りが緩和

- 神経痛と関節痛が緩和

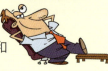

処方のコツ
- 頸椎椎間板ヘルニアの肩周囲の張りと上肢のしびれに対応する（桂枝茯苓丸と併用）

 +

留意すべき副作用
- 偽アルドステロン症
- ミオパチー

＜成分ごと＞

甘草：グリチルリチン酸
- 偽アルドステロン症
- 薬疹

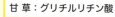

長期投与以外，副作用を気にする必要なし

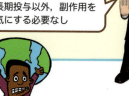

病名
- 肩こり

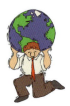

- 肩甲部の神経痛・関節痛
- 頸椎椎間板ヘルニア

| カッコンカジュツブトウ

解説

○ 葛根加朮附湯は，イメージとしては，僧帽筋の張りを緩和する応答を引き出す葛根湯(p.38)と，葛根湯には上半身の神経痛という効能はあるが，それでは不足なときに，神経痛プラス上半身の関節痛に効果のある桂枝加(苓)朮附湯(p.72)が加味されてより効果的になっている．

[処方例] レスポンダーの判定 1日

葛根加朮附湯　1回1包　1日3回　7日分
　❶症状がキツいときには，飲み始めは1日4〜5回でもよい

葛根加朮附湯　1回1包　1日3回　14日分
桂枝茯苓丸　　1回1包　1日3回　14日分
　❶保存的に頸椎椎間板ヘルニアが治って症状が取れるまで桂枝茯苓丸(p.81)と併用し長期投与となる

葛根湯
カッコントウ

① TY 013

病態
- 胸から顔と首から腰の炎症や筋の強ばり
- 蕁麻疹
- 食物アレルギー

応答
- 炎症が速やかに消退
- 退筋の強ばりが緩和
- アレルギーが消退

処方のコツ
- 咽頭炎は応答しない
- 応答が鈍いので風邪には向いていない

長期投与以外，副作用を気にする必要なし

留意すべき副作用
- 偽アルドステロン症
- 肝機能障害
- ミオパチー
- 黄疸

<成分ごと>

麻黄：エフェドリン
- 虚血性心疾患　・不眠　・尿閉

甘草：グリチルリチン酸
- 偽アルドステロン症　・薬疹

病名
- 肩こり
- 緊張型頭痛
- 頸部リンパ節炎
- 上半身神経痛
- 広義の背部痛
- 乳腺炎
- 乳汁分泌異常
- 眼精疲労
- 顎関節症
- 耳下腺炎
- 慢性蕁麻疹
- 食物アレルギー

|カッコントウ|

解説

- 葛根湯は，咽頭以外の上半身の炎症に対する抗炎症作用を，比較的幅広く非特異的に引き出す．
- Backの筋肉の張りを伴う炎症はupper back（肩）からlower back（腰）まで広範囲に及び，葛根湯はこの部位の炎症と強ばりを迅速に消退させる．
- 抗アレルギー応答を引き出すことは意外と知られていないが，慢性蕁麻疹と食物アレルギーには有用である．
- かぜに対する応答は切れ味が悪いので漢方に習熟するほど処方しなくなる．

か
葛根湯

[処方例] レスポンダーの判定 1回〜1日

葛根湯　1回1包　1日3回　7日分
- こんなのんびりした投与法は比較的長期投与になる眼精疲労，慢性蕁麻疹くらいにしか使われない

葛根湯　1回1包　1日4〜5回　3日分
- 急性の炎症に対する応答を引き出すためには服用回数が1日3回ということはあり得ない

葛根湯　　1回1包　1日3回　7日分
麻杏薏甘湯　1回1包　1日3回　7日分
- 手強い肩こりには麻杏薏甘湯(p.276)を追加

葛根湯　　　　1回1包　1日4〜5回　4日分
芍薬甘草(附子)湯　1回1包　1日4〜5回　4日分
- 症状の強い腰背部筋の有痛性痙縮には芍薬甘草湯(附子)湯(p.142)を追加

葛根湯　　1回1包　1日3回　14日分
柴胡清肝湯　1回1包　1日3回　14日分
- 食物アレルギーには柴胡清肝湯(p.112)の併用が定番

葛根湯　1回2包　頓服
- 肩こりを速攻で治したいとき．1時間以内で治る

葛根湯加川芎辛夷
カッコントウカ センキュウシンイ

② TY 014

病態
- 鼻腔の炎症と浮腫

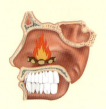

応答
- 炎症と浮腫が速やかに消退

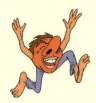

処方のコツ
- ネバネバしていないサラッとした鼻汁には効果が悪い

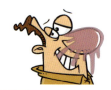

留意すべき副作用
- 偽アルドステロン症
- 肝機能障害
- ミオパチー
- 黄疸

<成分ごと>

麻黄：エフェドリン
- 虚血性心疾患　・不眠　・尿閉

甘草：グリチルリチン酸
- 偽アルドステロン症　・薬疹

長期投与以外，副作用を気にする必要なし

病名
- 鼻炎
- 鼻閉

| カッコントウカセンキュウシンイ

解説

- 葛根湯加川芎辛夷は，葛根湯（p.38）と違って，鼻の炎症に特化した方剤で特異度が非常に高い．
- 目標となる鼻汁の性状は比較的ねっとりしたもので，サラッとしていてタラッと流れるものには桂麻各半湯（p.88）を使う．
- 「鼻が詰まる」という key word を頭に入れておく．

［処方例］ レスポンダーの判定　1回～2日

葛根湯加川芎辛夷　1回1包　1日4～5回　3日分
- 鼻汁は集中力が低下する症状なので一刻も早く取りたいからガンガン服用して早く治す

葛根湯加川芎辛夷　1回1包　1日3回　14日分
荊芥連翹湯　　　　1回1包　1日3回　14日分
- 慢性副鼻腔炎に荊芥連翹湯（p.60）を使って効果が不十分なときに葛根湯加川芎辛夷を追加する

加味帰脾湯
カミキヒトウ

137 / TY 015 / KB 49

病態
- 抑うつ状態
- 種々の原因による血小板減少

応答
- 次第に気分が晴れる
- 血小板が増加する

処方のコツ
うつ病には禁忌；自殺を誘発
- 効果発現に1年以上かかることも

留意すべき副作用
- 偽アルドステロン症
- ミオパチー

＜成分ごと＞

山梔子：ゲニポシド
- 腸間膜静脈硬化症
- 皮膚の色素沈着

甘草：グリチルリチン酸
- 偽アルドステロン症
- 薬疹

病名
- 抑うつ状態
- 特発性血小板減少性紫斑病
- 再生不良性貧血

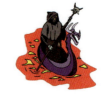

|カミキヒトウ|

解説

- 加味帰脾湯は，抑うつ状態の人に投与すると次第に気分が晴れていくという応答を引き出し，血小板減少に投与すると血小板を増加させる応答を引き出す．両者には何の関連もない．
- ただし，うつ病の人に間違って投与すると，自殺するくらいに元気にしてしまう（過剰な応答を引き出す）ことがあるので，診断が不明確なときは，うつ病ではないことを精神科医に診断してもらう必要がある．
- レスポンダーかどうかわかるには，抑うつで3〜4週間，血小板減少症では原病によってかなり違い，3ヵ月から1.5年を要する．

[処方例] レスポンダーの判定 抑うつ：3〜4週間，血小板減少症：3ヵ月〜1.5年

加味帰脾湯　1回1包　1日3回　28日分
- 抑うつに対する効果は普通3週間を過ぎてから徐々に現れる

加味帰脾湯　1回1包　1日3回　28日分
- 血小板増加効果がわかるには，特発性血小板減少性紫斑病では3ヵ月，再生不良性貧血では1〜1.5年くらいかかる

加味帰脾湯　1回1包　1日3回　14日分
- 血小板を減少させる副作用を持つ抗がん薬と同時服用させる場合には，1〜2週間で多少の効果（2万まで下がるところが4万で済むという程度）は出る

加味逍遥散
カミショウヨウサン

24 TY016

病態

- 主に骨盤内の微小循環障害
- 迷惑な精神不安定状態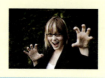

応答

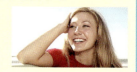

- 微小循環が改善→月経関連症状改善
- 精神症状も改善する

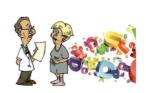

処方のコツ

- 典型例は魔女のような女性
- 多愁訴をひとつの症状と捉える

留意すべき副作用

- 偽アルドステロン症
- 肝機能障害
- ミオパチー
- 黄疸

＜成分ごと＞

山梔子：ゲニポシド
- 腸間膜静脈硬化症
- 皮膚の色素沈着

甘草：グリチルリチン酸
- 偽アルドステロン症
- 薬疹

病名

- 月経関連症状
- いわゆる不定愁訴症候群
- いわゆる自律神経失調症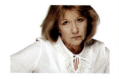

|カミショウヨウサン|

解説

- 加味逍遥散は，数ある微小循環障害改善薬のひとつで，特に骨盤内の微小循環障害と周りに迷惑な精神不安定状態に対する応答を引き出す．
- 患者の第一印象は，魔女のようなタイプで，自分の多愁訴は自分以外の外因のせいと考え，全く自省的な傾向がない．
- 愁訴も多岐に亘っているが，筋が通っておらず，散漫な印象があるので，個々の愁訴にいちいち反応しないで，多愁訴を全体をひとつの愁訴と考える．

か
加味逍遥散

[処方例]　レスポンダーの判定　7日

加味逍遥散　1回1包　1日3回　14日分
　　❶有効例では1週間くらいから効果が出始める

甘草湯
カンゾウトウ

EK 401

病態
- かぜをひいて のどが痛いとき

応答
- のどの痛みが和らぐ

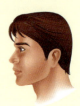

処方のコツ
- 含み飲みをすると効果倍増

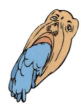

留意すべき副作用
- 偽アルドステロン症
- ミオパチー

＜成分ごと＞

甘草：グリチルリチン酸
- 偽アルドステロン症
- 薬疹

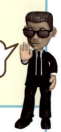

長期投与以外，副作用を気にする必要なし

病名
- 咽頭痛

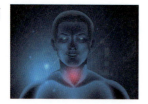

| カンゾウトウ

解説

- 甘草湯は，材料の生薬が甘草だけという珍しい漢方薬で，本当の初期の軽度の咽頭炎が適応だが，いわゆるのどが弱くていつも咽頭に不快感を持っている人に好んで使われる傾向がある．
- 咽頭粘膜に対する直接抗炎症作用を持っているので含み飲み(p.293)も有用である．

[処方例] レスポンダーの判定 1回

甘草湯　1回1包　1日3回　7日分
❶このようにきちんと飲まなくてもよい．飲みたいときが飲むときというちゃらんぽらんな方法でよい

か
甘草湯

甘麦大棗湯
カンバクタイソウトウ
(72)

病態

- 精神状態が一触即発
- 環境の変化に対応できずに暴れる

応答

- 精神的に落ち着いておとなしくなる

処方のコツ

- 頻回にあくびが出る
- 夢遊病のように寝ぼける

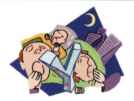 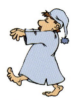

留意すべき副作用

- 偽アルドステロン症
- ミオパチー

＜成分ごと＞

甘草：グリチルリチン酸
- 偽アルドステロン症
- 薬疹

長期投与以外，副作用を気にする必要なし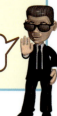

病名

- せん妄
- いわゆるヒステリー
- 夜泣き・ひきつけ

| カンバクタイソウトウ

解説

- 甘麦大棗湯は，環境の変化に対応できずに暴言や暴力を振るう高齢者で，精神状態が一触即発の切迫した状態になっているとき，これを短期間で落ち着かせる応答を引き出す．
- 頻回にあくびが出るというkey wordがある．
- 急性期病床から療養病床に転棟して来た高齢の男性が順応できずに騒ぎまくることがあるが，甘麦大棗湯単独でも有効なことが多い．しかも向精神薬投与後によくみられる傾眠が全く起らない．

[処方例]　レスポンダーの判定　1日

甘麦大棗湯　1回1包　頓服
ハロペリドール0.75mg　1錠　適宜
　● 精神状態をみながら落ち着くまで投与する．状況に応じてハロペリドールを追加してもよい

甘麦大棗湯　1回1包　1日3回　14日分
抑肝散　　　1回1包　1日3回　14日分
　● 新しい環境に慣れるまで，認知症の問題行動に処方した抑肝散（p.286）と併用を続け，慣れたら甘麦大棗湯は中止する

か

甘麦大棗湯

桔梗石膏・桔梗湯
キキョウセッコウ　キキョウトウ

N 324 / 138

病態
- 咽頭の急性炎症

応答
- 咽頭の炎症が急速に消退する

処方のコツ
- 発症後3日くらいまで
- 咳嗽が出てきたら小柴胡湯加桔梗石膏(p.154)へ

109

留意すべき副作用
- 偽アルドステロン症
- ミオパチー

＜成分ごと＞

甘草：グリチルリチン酸
- 偽アルドステロン症
- 薬疹

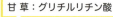

長期投与以外，副作用を気にする必要なし

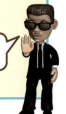

病名
- 急性咽頭炎

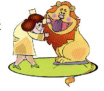

|キキョウセッコウ　キキョウトウ|

解説

- 桔梗湯・桔梗石膏は，急性咽頭炎の初期のみからしか応答を引き出せない，非常に特異度の高い漢方薬である．
- 外界と接している身体の部位のなかでも，咽頭はバリアなしに直接外界と接しており，病原体に直で晒されている．したがって，そこに起こる炎症のパターンは咽頭独特の形を取っていると考えられるので，応答を引き出す漢方薬も咽頭専用の必要がある．
- 原則として含み飲み(p.293)である．桔梗湯は含み飲みだけであるが，桔梗石膏はそのままのんでも効果はある．

[処方例]　レスポンダーの判定　1回

桔梗湯　1回1包　1日4回　3日分
　　❶含み飲みをしないと効果は半分以下である

桔梗石膏　1回1包　1日4回　3日分
　　❶そのまま飲んでも十分効果はあるが含み飲みでもよい

帰脾湯
キヒトウ

病態

- 漠然としているが強い不安感
- 思い悩むことで体調不良に

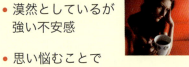

応答

- 不安が消えて体調が戻る

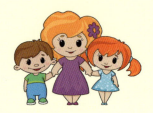

処方のコツ

- 加味帰脾湯（p.42）と厳密な区別はないがイライラは目立たない

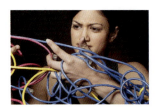

留意すべき副作用

- 偽アルドステロン症
- ミオパチー

＜成分ごと＞

甘草：グリチルリチン酸
- 偽アルドステロン症
- 薬疹

病名

- 貧血
- 不眠症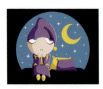

|キヒトウ|

解説

- 帰脾湯は，漠然としているが強い不安が次々と湧いてきて，心配を続けることで体調不良になる人に，不安が自然に消えるような応答を引き出す．
- 加味帰脾湯と厳密な区別はないが，帰脾湯のレスポンダーの方がイライラは目立たない．

[処方例] レスポンダーの判定 2週間

帰脾湯　1回1包　1日3回　14日分
- SSRIなどを併用しても構わない．帰脾湯単独処方にこだわる必要はない

き

帰脾湯

芎帰膠艾湯
キュウキキョウガイトウ

 77

病態
- 下腹部 会陰部の出血

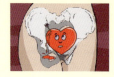

応答
- 止血が得られる

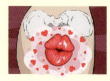

処方のコツ

EVERYTHING GOES!

- 下腹部/会陰部であれば出血の部位は問わない
- 尿路出血が大得意

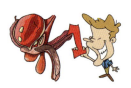

留意すべき副作用
- 偽アルドステロン症
- ミオパチー

＜成分ごと＞

地黄：イリドイド配糖体
- 薬疹
- 胃腸障害

甘草：グリチルリチン酸
- 偽アルドステロン症
- 薬疹

長期投与以外，副作用を気にする必要なし

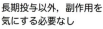

病名
- 痔出血
- 尿路出血
- 性器出血
- 過多月経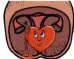

| キュウキキョウガイトウ

解説

- 芎帰膠艾湯は，下腹部と会陰部の出血に対し止血する応答を引き出す．
- 下腹部・会陰部という部位特異性はあるが，痔出血や尿路出血，性器出血・過多月経でも有効なので臓器特異性はない．尿路出血が最も応答が鋭い．

[処方例]　レスポンダーの判定　尿路：2日，痔と性器：5日

芎帰膠艾湯　1回1包　1日4〜5回　7日分
- 出血は少しでも早く止めたいので，投与回数を多くする必要がある

き
芎帰膠艾湯

芎帰調血飲
キュウキチョウケツイン

コタロー ㉛230

病態

- 産後の神経症
- 虚弱・抑うつで月経不順・貧血・体力低下

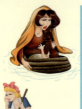

応答

- 神経が穏やかになる
- 女性の健康が回復する

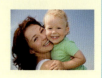

処方のコツ

- 女性のホルモンバランスの崩れというような感じに使ってみる

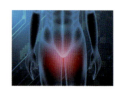

留意すべき副作用

- 偽アルドステロン症
- ミオパチー

＜成分ごと＞

甘草：グリチルリチン酸
- 偽アルドステロン症
- 薬疹

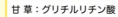

長期投与以外，副作用を気にする必要なし

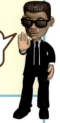

病名

- 産後の神経症
- 月経不順

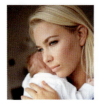
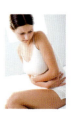

|キュウキチョウケツイン|

解説

○ 芎帰調血飲は婦人科専用．産後の神経症や，虚弱体質や抑うつによって，月経不順・貧血・体力低下を来した女性の微小循環を改善して，精神的な安定を得る応答を引き出す．

○ 言葉の綾で本当は何のことを言っているのか不明ではあるが，よく具合の悪い女性に言う「ホルモンのバランスが崩れていますね」というフレーズが頭に浮かんだら処方を検討してみる．

[処方例]　レスポンダーの判定　1週間

芎帰調血飲　1回1包　1日3回　14日分
　　　　❶ 精神的に安定してきたら徐々に投与量を減らしていく

九味檳榔湯
クミビンロウトウ

コタロー ③11

病態
- 心臓がドキドキする
- 下肢や関節がむくんで痛む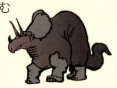

応答
- ドキドキが治まる
- むくみや痛みが治まる

処方のコツ
- 肩こりや倦怠感を伴う

留意すべき副作用
- 偽アルドステロン症
- ミオパチー

＜成分ごと＞

甘草：グリチルリチン酸
- 偽アルドステロン症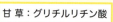
- 薬疹

病名
- 心悸亢進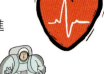
- 脚気
- 高血圧症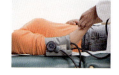

| クミビンロウトウ |

解説

- 九味檳榔湯は，心悸亢進という心身症的な症状と，下肢や関節の浮腫という身体的な症状を，両方とも改善する応答を引き出す．
- 浮腫は心不全や腎機能障害を併発してもいなくても，原因不明でも，差し当たり目の前にむくんでいる下肢があれば処方してみてよい．
- 比較的元気な高血圧で精神的に前かがりになっているタイプに向いている．

[処方例] レスポンダーの判定 1週間

九味檳榔湯　1回1包　1日3回　14日分
- 二次的な効果として，精神的な緊張が解けた分だけ血圧が下がることがある

荊芥連翹湯
ケイガイレンギョウトウ

 50

病態

- 慢性治療抵抗性副鼻腔感染症
- 慢性治療抵抗性面皰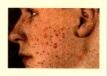

応答

- 排膿を促し副鼻腔が綺麗になる
- ニキビが治り跡も綺麗になる

処方のコツ

- 確かにレスポンダーには皮膚の色が浅黒い人が多いような気がする

留意すべき副作用

- 間質性肺炎
- ミオパチー
- 黄疸
- 偽アルドステロン症
- 肝機能障害

＜成分ごと＞

甘草：グリチルリチン酸
- 偽アルドステロン症
- 薬疹

黄芩
- 間質性肺炎
- 肺機能障害

病名

- 慢性化膿性副鼻腔炎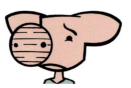
- ニキビ

ケイガイレンギョウトウ

解説

- 荊芥連翹湯は，慢性で治療抵抗性の副鼻腔炎やニキビに対する抗菌・抗炎症作用を亢進させる応答を引き出す．
- 副鼻腔炎ならニューキノロン，ニキビならロキシスロマイシンを併用するが，荊芥連翹湯4週間，抗菌薬2週間くらいの割合で処方するとよい．
- 副鼻腔炎に奏効すると当初はドドッと排膿するので一見悪化したようにみえることがあるので注意．
- ニキビの跡がクレーターのようになっていても平坦化させる応答を引き出せる．

[処方例] レスポンダーの判定 10日

```
荊芥連翹湯　1回1包　1日3回　14日分
    有効であればさらに投与を延長して完治を目指す

荊芥連翹湯　1回1包　1日3回　28日分
レボフロキサシン500mg　1回1錠　1日1回　14日分
    慢性難治性副鼻腔炎に対する長期処方

荊芥連翹湯　1回1包　1日3回　28日分
ロキシスロマイシン150mg　1回1錠　1日2回　14日分
    慢性難治性ニキビに対する長期処方
```

桂枝加黄耆湯
ケイシカオウギトウ

TY 026

病態
- かぜのひき始めで寝汗をかくとき

応答
- かぜが迅速に治ってスッキリする

処方のコツ
- 桂枝湯(p.76)に黄耆が加わり発汗異常に対応できるようになっている

 +

黄耆

留意すべき副作用
- 偽アルドステロン症
- ミオパチー

＜成分ごと＞

甘草：グリチルリチン酸

- 偽アルドステロン症
- 薬疹

長期投与以外，副作用を気にする必要なし

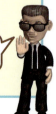

病名
- 寝汗

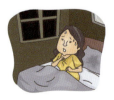

| ケイシカオウギトウ

解説

- 桂枝加黄耆湯は，桂枝湯の使用目標に発汗というのがあるが，発汗という応答が過剰になって，寝汗で悩むほどになったときに，発汗の程度を正常化して，かぜをソフトランディングさせる応答を引き出す．
- 頻繁にある病態ではないが，発汗過剰を鎮める方剤はほとんどないので，ぴったり状況が一致すれば重宝である．

[処方例]　レスポンダーの判定　1日

桂枝加黄耆湯　1回1包　1日3回　3日分
　　かぜはもう自力で治せそうと感じた時点で中止して構わない

桂枝加葛根湯
ケイシカカッコントウ

TY 027

病態

- 僧帽筋の張り
- 項部から頭部に波及（緊張型頭痛）

応答

- 筋の張りが1時間以内に解消して頭痛も取れる

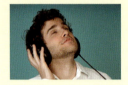

処方のコツ

- 葛根湯（p.38）から麻黄が抜けてエフェドリンフリーになっている

 −

麻黄

留意すべき副作用

- 偽アルドステロン症
- ミオパチー

＜成分ごと＞

甘草：グリチルリチン酸
- 偽アルドステロン症
- 薬疹

長期投与以外，副作用を気にする必要なし

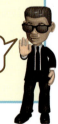

病名

- 肩こり

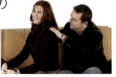

- 慢性緊張型頭痛

|ケイシカカッコントウ|

解説

- 桂枝加葛根湯は，構造的には葛根湯から麻黄を抜いたものなので，エフェドリンを含まない．
- 肩こりに葛根湯を使いたいのだが，エフェドリンは投与したくないときにピッタリ．しかし，葛根湯から麻黄が抜けると，葛根湯の持っている幅広い効能も消えてしまい，肩こり専用薬になってしまう．

[処方例] **レスポンダーの判定** 1回

> 桂枝加葛根湯　1回1包　肩こり時頓服
> - 1時間以内に肩こりが消失する
>
> 桂枝加葛根湯　1回1包　1日3回　7日分
> - 肩がこるような状況が続いているときには継続して服用しても構わないが，軽快して来たら頓服に変更する
> - 慢性緊張型頭痛に継続して使用する

桂枝加厚朴杏仁湯
ケイシカコウボクキョウニントウ

TY 028

病態
- かぜの治りかけで それほどでもない咳が なかなか取れない

応答
- 咳が2～3日以内に取れる

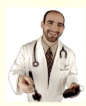

処方のコツ
- 桂枝湯(p.76)に厚朴と杏仁が加わり鎮咳・去痰作用を発揮する

45 +

厚朴　杏仁

留意すべき副作用
- 偽アルドステロン症
- ミオパチー

＜成分ごと＞

甘草：グリチルリチン酸

- 偽アルドステロン症
- 薬疹

長期投与以外，副作用を気にする必要なし

病名
- 咳

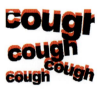

| ケイシカコウボクキョウニントウ

解説

- 桂枝加厚朴杏仁湯は，かぜの治りかけで多少痰が絡んではいるが，睡眠が妨害されるほどではない咳がなかなか取れない状況の患者に投与すると，2～3日で咳が鎮まる応答を引き出す．
- 咳嗽に使う漢方薬は数多くあるが，最終的にしかも手際よくソフトランディングさせてくれる漢方薬はこれしかない．

[処方例] **レスポンダーの判定** 2日

桂枝加厚朴杏仁湯　1回1包　1日3回　7日分
- 普通は2～3日で咳が鎮まるが，ときには1週間近くかかることもあるので処方日数は7日分とする

桂枝加芍薬大黄湯
ケイシカシャクヤクダイオウトウ

 134

病態

- 腸管輸送能の低下

- 腹部膨満を伴う軽度の便秘

応答

- 腸管輸送能の改善

- 腹部膨満が解消し普通便が楽に出る

処方のコツ

- イレウス治療は大建中湯(p.190)だが退院時はこれ！イレウス予防薬

 100 → 134

留意すべき副作用

- 偽アルドステロン症
- ミオパチー

＜成分ごと＞

甘草：グリチルリチン酸
- 偽アルドステロン症
- 薬疹

長期投与以外，副作用を気にする必要なし

病名

- 軽症常習性便秘
- イレウス(予防)

- 便秘型過敏性腸症候群(IBS)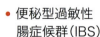
- 機能性鼓腸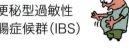

|ケイシカシャクヤクダイオウトウ|

- 桂枝加芍薬大黄湯は，下剤系漢方薬では効果がマイルドな部類に属し，特徴的な症状は「お腹の張る感じ」である．腸管輸送能が全般的に回復し，腹部膨満が解消し普通便が楽に出る応答を引き出す．
- イレウス治療は大建中湯だが，大建中湯にはイレウス予防効果がないので，退院時はイレウス予防薬として，桂枝加芍薬大黄湯を持たせる．

[処方例] レスポンダーの判定 3日

桂枝加芍薬大黄湯　1回1包　1日3回　14日分
- 最初は1日3回で投与を開始し，便が軟らかくなり過ぎたら，朝→昼の順でスキップし，最終的には夕食後か就寝時1回になる

桂枝加芍薬湯
ケイシカシャクヤクトウ

60 / TY030

病態

- 便が出そうで出ない
- 下痢になったり便秘になったり

応答

- 腸管の働きが正常化する

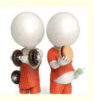

処方のコツ

- 停滞している腸管の動きを促進する

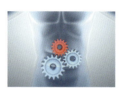

留意すべき副作用

- 偽アルドステロン症
- ミオパチー

＜成分ごと＞

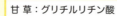
甘草：グリチルリチン酸

- 偽アルドステロン症
- 薬疹

病名

- しぶり腹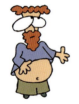
- 腹痛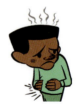

|ケイシカシャクヤクトウ|

解説

- 桂枝加芍薬湯は，腸管の機能が変調を起こし，下痢になったり便秘になったりし，便が出そうで出ないしぶり腹という状況の過敏性腸症候群混合型の病態に対して，腸管の機能が正常化する応答を引き出す．
- 上記に加えて，腹部膨満や腹痛も伴わないと，下痢便秘交替型というだけでは有効率が低い．

[処方例] レスポンダーの判定 7日

桂枝加芍薬湯　1回1包　1日3回　14日分
- 下痢便秘交替型だが，どちらかというと，下痢の方が多い患者に向いている．便秘の方が多い場合は，桂枝加芍薬大黄湯(p.68)を選択する

桂枝加(苓)朮附湯
ケイシカ ジュツブトウ

18

病態
- ほぼ上半身限定
- 神経の炎症
- 関節の炎症

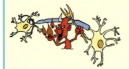

応答
- 神経痛としびれが軽減
- 関節の腫脹と疼痛が軽減

処方のコツ
- 冷気や湿気に曝露されると悪化する例はレスポンダー

留意すべき副作用
- 偽アルドステロン症
- ミオパチー

＜成分ごと＞

甘草：グリチルリチン酸
- 偽アルドステロン症
- 薬疹

長期投与以外，副作用を気にする必要なし

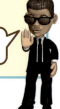

病名
- 神経痛（三叉／肋間／上腕）
- 上肢の関節痛
- 抗がん剤による上肢のしびれ

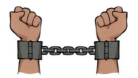

|ケイシカジュツブトウ|

解説

- 桂枝加(苓)朮附湯は，主に上半身の神経痛・神経炎と関節痛・関節炎に使われ，整形外科という診療科特異性と上半身という部位特異性を持つ．
- 湿気や冷気という環境因子によって症状が悪化する例がレスポンダーになりやすい．
- 症状が強い場合には，もともと組成にある附子を増量すると，より強い応答が得られる．
- 桂枝加朮附湯と桂枝加苓朮附湯に本質的な違いはない．

[処方例]　レスポンダーの判定　3日

桂枝加(苓)朮附湯　1回1包　1日3回　7日分
- 投与量を増やしてもより強い応答は期待できない

桂枝加(苓)朮附湯　1回1包　1日3回　7日分
ブシ末　1回0.67g　1日3回　7日分
- ブシ末の量を増やしても用量依存的な効果は期待できない

桂枝加(苓)朮附湯　1回1包　1日3回　7日分
越婢加朮湯　1回1包　1日3回　7日分
- 関節炎が高度な場合には越婢加朮湯(p.24)の熱冷まし効果を加味するとよい

桂枝加竜骨牡蛎湯
ケイ シ カ リュウ コツ ボ レイ トウ

病態
- 自信喪失に起因する諸症状
- 神経過敏だが隠されている

応答
- 自信がつくに従って精神が安定し体調が回復してくる

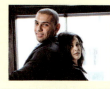

処方のコツ
- 症候の背後に自信喪失があることを問診であぶり出す

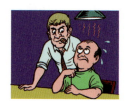

留意すべき副作用
- 偽アルドステロン症
- ミオパチー

＜成分ごと＞

甘草：グリチルリチン酸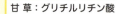

- 偽アルドステロン症
- 薬疹

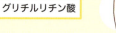

病名
- （性的）神経衰弱
- 小児の夜泣き
- 不安
- 不眠
- 抑うつ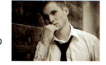

|ケイシカリュウコツボレイトウ|

解説

○ 桂枝加竜骨牡蛎湯は，精神面の応答を引き出す漢方薬で，患者の「自信喪失」が重要なkey wordになる．

○ 自信を失うことに起因すると考えられる諸症状を治療対象とする．患者は暗い感じではあるが神経過敏であることを隠蔽する傾向が強いのでわかりにくい．

○ 自信を喪失したきっかけは不明なことが多いが，外傷などのエピソードをきっかけに起こることもある．症状初発の頃の生活史を丹念に問診する必要がある．

[処方例] レスポンダーの判定 7〜14日

桂枝加竜骨牡蛎湯　1回1包　1日3回　14日分
❶ 2週間後には晴れやかな表情で診察室に入ってくることが多い

け
桂枝加竜骨牡蛎湯

桂枝湯
ケイシトウ

45

病態

- 軽いかぜ(軽い悪寒/微熱/軽い頭痛/自然発汗)

- かぜによる胃腸炎

応答

- かぜが抜ける

- 胃腸機能が正常化する

処方のコツ

- 頭の方向に何かが上がってくる感覚を鎮める効果

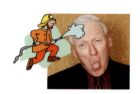

留意すべき副作用

- 偽アルドステロン症
- ミオパチー

＜成分ごと＞

甘草：グリチルリチン酸

- 偽アルドステロン症
- 薬疹

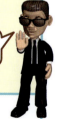

長期投与以外，副作用を気にする必要なし

病名

- かぜの初期
- 胃腸型感冒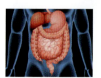

| ケイトウ

解説

- 桂枝湯は，かぜの初期症状（悪寒・発熱・頭痛）がいずれも軽度な，主に中高年以降の年齢層にまず使ってみたい無難な方剤であるが，この時点で外来を受診することは稀で，多くは療養病床など入院での処方になる．古典的には発汗ありとなっているが必須ではない．
- 胃腸型のかぜには，意外と鋭い効果を示すので，これなら外来でも使える．桂枝湯だからマイルドであると決めつけてはいけない．

[処方例]　レスポンダーの判定　1日

桂枝湯　1回1包　1日4回　3日分
> 4回服用は毎食前＋就寝前である

桂枝湯　　　1回1包　3時間ごと　3回
麻杏甘石湯　1回1包　3時間ごと　3回
> インフルエンザで，麻黄湯＋越婢加朮湯で発汗したあとか，最初から発汗している患者に麻杏甘石湯(p.274)を追加して使い，インフルエンザが抜けたと感じるまで服用だが，最初から3回飲むように指示してもよい

桂枝湯　1回1包　　1日4回　3日分
ブシ末　1回0.5g　1日4回　3日分
> 発汗が過度の例に発汗抑制に働く（例：リュープリン投与時の異常発汗対策）

桂枝湯　　　1回1/3包　1日4回　3日分
越婢加朮湯　1回1/3包　1日4回　3日分
> 口渇が強く，身体疼痛があるかぜに越婢加朮湯(p.24)を追加

け
桂枝湯

桂枝人参湯
ケイシニンジントウ

病態
- 腸管の激しい炎症
- 腸管へ多量に水分が移行
- 頭痛の併発

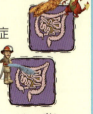

応答
- 腸管抗ウイルス免疫が迅速に改善
- 過剰水分の正常化
- 頭痛も治る

処方のコツ
- 急性ウイルス性胃腸炎専用薬
- 1時間おきに治るまでガンガンいく

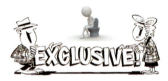

留意すべき副作用
- 偽アルドステロン症
- ミオパチー

＜成分ごと＞

甘草：グリチルリチン酸
- 偽アルドステロン症
- 薬疹

長期投与以外，副作用を気にする必要なし

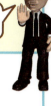

病名
- 急性ウイルス性胃腸炎

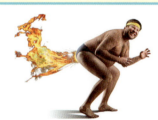

|ケイシニンジントウ|

解説

- 桂枝人参湯は，ノロウイルス感染などの急性ウイルス性胃腸炎を超特急で抑え込む応答を引き出す．
- ノロウイルスの場合，100個以下のウイルス数で感染し，感染速度が非常に速いので，感染者を数時間以内に治さないと，あっという間に感染が拡大してしまう．
- そのために，服用間隔を1時間とし，治るまで服用を継続するという方法をとる．

[処方例] レスポンダーの判定 1回

桂枝人参湯　1服目は2包，以後1時間ごとに治るまで1包ずつ服用
❶途中で眠ってしまえばその時点で治っている

桂枝茯苓丸
ケイシブクリョウガン

㉕ TY 034

病態

- 微小循環障害の第一選択
- 部位を問わない 程度を問わない
- 併発する炎症

応答

- venous networkが発達している部位に好影響

| 骨盤内＝特に女性 | 肝内 | 肛門 | 打撲部位 | 術創 |

処方のコツ
- 微小循環障害があればまずは使ってみる

- これらは考慮しなくてもよい
  体格はしっかり
  体力中等度以上
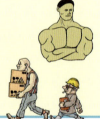

留意すべき副作用
＜成分ごと＞

牡丹皮：ペオニフロリン＋ペオノール
- 流早産

- ほかに重大な副作用はない
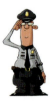

病名
- 子宮卵巣疾患
- 更年期障害

- 肝炎
- 痔核
- 慢性前立腺炎

- 打撲傷

|ケイシブクリョウガン|

解説

- 桂枝茯苓丸は，微小循環障害改善薬のひとつではあるが，骨盤内のみならず，身体各部において微小循環障害改善の応答を引き出すことができる．
- 月経関連異常や更年期障害などが有名な適応だが，術後の創部または下肢深部静脈血栓症，外傷後の腫脹・皮下出血などには，常に微小循環障害が関与しているので，桂枝茯苓丸をルーチンに使うべきである．
- 桂枝茯苓丸は体内での一酸化窒素や過酸化水素の正常な発生を促し血管平滑筋を弛緩させ，微小循環を円滑に流す応答を引き出す．

[処方例] レスポンダーの判定 1日

桂枝茯苓丸　1回1包　1日3〜5回　7日分
　　❶術後や外傷後では1日以内に速やかに効果が実感できる

桂枝茯苓丸　1回1包　1日3回　14日分
　　❶月経関連異常や更年期障害などには体質や体力を考慮することなく第一選択で使って問題ない

桂枝茯苓丸　1回1包　1日3回　14日分
小柴胡湯　　1回1包　1日3回　14日分
　　❶小柴胡湯（p.152）を追加し，脂肪肝に投与すると半年後には腹部超音波検査で肝臓がキラキラ光らなくなる

桂枝茯苓丸加薏苡仁

ケイ シ ブクリョウガン カ ヨク イ ニン

病態
- 皮膚の微小循環障害に特化
- 併発する炎症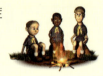

応答
- 皮膚の微小循環改善が皮膚病変に好影響を及ぼす

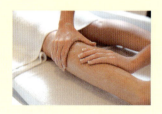

処方のコツ
- 難治性皮膚疾患
  特に尋常性乾癬では第一選択薬である

留意すべき副作用

＜成分ごと＞

牡丹皮：ペオニフロリン＋ペオノール
- 流早産

- ほかに重大な副作用はない

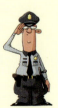

病名
- 尋常性乾癬 アトピーなどの難治性皮膚疾患
- 血の道症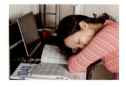

┃ケイシブクリョウガンカヨクイニン┃

解説

- 桂枝茯苓丸加薏苡仁は，皮膚の微小循環障害治療薬に特化した漢方薬で，微小循環障害をベースに炎症が起こっているという皮膚疾患の基本的構図において，ベースを改善させる応答を引き出す．
- 中等症以下の尋常性乾癬や月経に関連したニキビであれば単独でも十分効果はあるが，難治性の場合には前衛の漢方薬に対して中衛の位置どりとなる．

[処方例]　レスポンダーの判定　1週間

桂枝茯苓丸加薏苡仁　1回1包　1日3回　14日分
- 中等症以下の尋常性乾癬，月経に関連したニキビ，赤ら顔，下肢の皮膚の微小循環障害

桂枝茯苓丸加薏苡仁　1回1包　1日3回　14日分
温清飲　1回1包　1日3回　14日分
- アトピー性皮膚炎で，微小循環障害の要素が強いと考えられる場合，温清飲(p.22)を併用

桂枝茯苓丸加薏苡仁　1回1包　1日3回　14日分
排膿散及湯　1回1包　1日3回　14日分
- 掌蹠膿疱症で，微小循環障害の要素が強いと考えられる場合，排膿散及湯(p.242)を併用

桂枝茯苓丸加薏苡仁　1回1包　1日3回　14日分
当帰飲子　1回1包　1日3回　14日分
- 尋常性乾癬で乾燥が強い場合，当帰飲子(p.220)を併用

け　桂枝茯苓丸加薏苡仁

桂芍知母湯
ケイシャクチモトウ

三和 ⑱

病態

- 手指関節の腫脹と疼痛
- 関節リウマチの増悪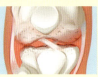

応答

- 手指の関節の急性炎症が消退する

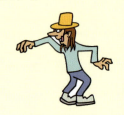

処方のコツ

- 太くなって痛む手指を細くする効果がある

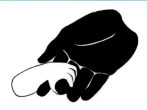

留意すべき副作用

- 偽アルドステロン症
- ミオパチー

＜成分ごと＞

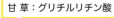
甘草：グリチルリチン酸
- 偽アルドステロン症
- 薬疹

病名

- 神経痛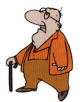
- 関節リウマチ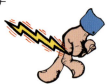

|ケイシャクチモトウ|

解説

- 桂芍知母湯は，関節炎を鎮める応答を引き出す漢方薬のなかでも，手指の関節に特化した珍しい方剤である．
- 原病はリウマチでも非リウマチのヘバーデン結節でも，何でも使える．要するに，太くなった指を細くする漢方薬と覚えるとよい．

け
桂芍知母湯

[処方例]　レスポンダーの判定　1週間

桂芍知母湯　1回1包　1日3回　14日分
❶ 手関節まで炎症が広がったら，桂枝加(苓)朮附湯(p.72)を併用する必要がある

啓脾湯
ケイヒトウ

128 TY 035

病態
- 胃腸機能の低下による下痢

応答
- 胃腸機能が改善して下痢が止まる

処方のコツ
- 鶏鳴瀉（鶏の鳴く時刻の下痢）

留意すべき副作用
- 偽アルドステロン症
- ミオパチー

＜成分ごと＞

甘草：グリチルリチン酸
- 偽アルドステロン症
- 薬疹

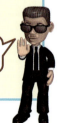

長期投与以外，副作用を気にする必要なし

病名
- 下痢
- 胃腸虚弱

 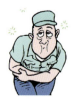

|ケイヒトウ|

解説

- 啓脾湯は，胃腸の弱い人に用いる単なる下痢止めである．強いて特徴を言うと鶏鳴瀉（鶏の鳴く時刻の下痢）ということになるが，必要十分条件というほどでもない．

- 大塚敬節の「漢方診療三十年」に真武湯(p.172)との鑑別が書いてある．「下痢するくせがある」人に使うが「真武湯で止まらない下痢が，啓脾湯で止まり，啓脾湯で止まらない下痢が真武湯で止まることがある」のだそうである．2者はかなり適応がオーバーラップしているのである．

[処方例]　レスポンダーの判定　3日

啓脾湯　1回1包　1日3回　7日分
- 最初は1日3回で投与を開始し，下痢が治ってきたら，夕→昼の順でスキップし，最終的には朝食後か起床時1回になり，廃薬となる

桂麻各半湯
ケイマカクハントウ

TY 037

病態

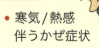

- 寒気/熱感 伴うかぜ症状
- タラッと 流れる鼻汁
- かぜ/インフル エンザの回復期

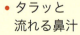

応答

- かぜが迅速に回復
- 鼻が短時間で通る
- 回復を後押しする

処方のコツ

- 赤ら顔や かゆみも 使用目標
- 常備薬として 大人気！

留意すべき副作用

- 偽アルドステロン症
- ミオパチー

＜成分ごと＞

麻黄：エフェドリン

- 虚血性心疾患 ・不眠 ・尿閉

甘草：グリチルリチン酸

- 偽アルドステロン症 ・薬疹

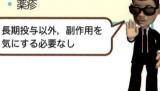

長期投与以外，副作用を気にする必要なし

病名

- かぜ症候群
- 咽頭炎（初期）

| ケイマカクハントウ |

解説

- 桂麻各半湯は，構造的には桂枝湯（p.76）と麻黄湯（p.270）を各⅓量ずつ混ぜ合わせたもので，結果として使用対象はマイルドなのであるが，効き方は意外と鋭い漢方薬となっている．
- かぜのひき始めに，余り深く考えないで投与できるので，常備薬として大人気である．
- 鼻炎の初期で薄い鼻汁がタラッと流れて厄介なときに，ピタッと鼻汁を止めてくれる．
- 重いかぜやインフルエンザの回復期にソフトランディングさせるためによく使われる．

[処方例]　レスポンダーの判定　1日

桂麻各半湯　1回1包　1日3回　3日分
- これ以上長く必要だったら，まだ十分回復していないことになる

桂麻各半湯　1回1包　1日3回　3日分
補中益気湯　1回1包　1日3回　3日分
- 成人のインフルエンザが抜けたあとの回復期では，桂麻各半湯で炎症をフェイドアウトさせつつ，補中益気湯（p.268）で免疫と消化機能を元に戻すという，このコンビネーションが定番である

け
桂麻各半湯

香蘇散
コウソサン

病態

- 極初期のかぜ
- ちょっと暗い
- 心身症的だが治療抵抗性

応答

- 気分がよくなってかぜ・抑うつ・心身症が改善する

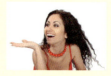

処方のコツ

- 困ったときの香蘇散

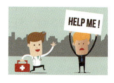

留意すべき副作用

- 偽アルドステロン症
- ミオパチー

<成分ごと>

甘草：グリチルリチン酸

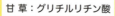
- 偽アルドステロン症
- 薬疹

長期投与以外，副作用を気にする必要なし

病名

- かぜの極初期
- 軽度抑うつ
- 味覚障害
- 耳鳴り

|コウソサン|

解説

- 香蘇散は，若干抑うつ気味の人の極初期の軽いかぜを治す応答を引き出す．
- 治療抵抗性の病態で背後に心身症的要素が隠れていると推測されるときに単独または併用すると奏効することがある．「困ったときの香蘇散」と覚えておく．
- レスポンダーかどうかはかぜなら1日，心身症的な病態に使うときは2週間くらい．

[処方例]　レスポンダーの判定　基本的に1日

香蘇散　1回1包　1日3回　3日分
- 極初期のかぜには短期間

香蘇散　1回1包　1日3回　14日分
- 味覚障害だと2週間で味に何らかの変化が生じ，3〜4ヵ月で治る

香蘇散　1回1包　1日3回　14日分
小柴胡湯　1回1包　1日3回　14日分
- 耳管狭窄，鼻涙管狭窄に小柴胡湯(p.152)を追加して使うと，この組み合わせは「柴蘇飲」としての応答を引き出す

香蘇散　1回1包　1日3回　7日分
六君子湯　1日1包　1日3回　7日分
- 六君子湯(p.290)の使用目標に抑うつが加わったときに香蘇散を併用すると「香砂六君子湯」として応答を引き出す

五虎湯 (ゴコトウ) ㉻

病態
- 比較的強い喘息系の咳
- 小児の喘息

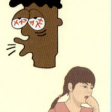

応 答
- 咳と喘鳴が速やかに消失する

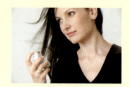

処方のコツ
- 小児には麻杏甘石湯(p.274)より五虎湯の方が飲みやすく効きやすい

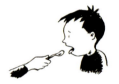

留意すべき副作用
- 偽アルドステロン症
- ミオパチー

＜成分ごと＞

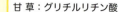
甘草：グリチルリチン酸
- 偽アルドステロン症
- 薬疹

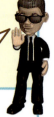
長期投与以外，副作用を気にする必要なし

病 名
- 咳
- 気管支喘息

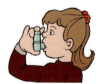

|ゴコトウ|

解説

- 五虎湯は，小児用の鎮咳漢方薬で，咳嗽が強く，喀痰が多い場合に，麻杏甘石湯よりは速やかに鎮める応答を引き出す．
- 味が甘いので，小児にのませるときに，トッピングなしでそのままのんでもらえる．

[処方例]　レスポンダーの判定　1日

五虎湯　1回1包　1日4回　3日分
　　咳嗽は一刻も早く取りたい症状のひとつなので，最初は頻回に服用してもらうが，3日の処方で十分である

五虎湯

五積散
ゴシャクサン

病態
- 整形外科領域の炎症

応答
- 炎症が鎮まり整形外科的症状が改善

処方のコツ
- 特異度の高い方剤でうまくいかないときにピンチヒッターとして登場

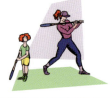

留意すべき副作用
- 偽アルドステロン症
- ミオパチー

＜成分ごと＞

甘草：グリチルリチン酸

- 偽アルドステロン症
- 薬疹

長期投与以外，副作用を気にする必要なし

病名
- 腰痛
- 神経痛
- 関節痛

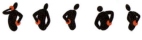
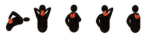
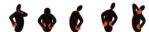

|ゴシャクサン|

解説

- 五積散は，整形外科領域の炎症に広く用いられるが，使用目標が曖昧なので，第一選択にはならず，ほかの特異度の高い方剤でうまくいかないときにピンチヒッターとして登場するのが主な役割である．
- 寒さや湿度の高さが症状の増悪因子になるときや，月経に関連する症状を伴うときには，レスポンダーになりやすい．
- 症状発現時期として，起床時が一番辛い腰痛を改善する応答を引き出す．

［処方例］ レスポンダーの判定 1週間

五積散　1回1包　1日3回　14日分
- 疎経活血湯(p.184)とならんで曖昧な状況で使える貴重な漢方薬である

こ
五積散

牛車腎気丸
ゴシャジンキガン

病態

- ほぼ下半身限定
- 神経の炎症
- 腰から下が冷えて痛い
- 老化現象

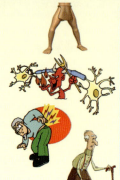

応答

- κ-オピオイド受容体刺激で神経痛としびれが軽減
- NO 産生増加で微小循環改善し腰から下が温まり疼痛緩和

処方のコツ

- 胃腸が丈夫じゃないと長期間飲めない
- 抗コリン薬が無効の夜間頻尿に使ってみる

留意すべき副作用

- 間質性肺炎
- 肝機能障害
- 黄疸

＜成分ごと＞

地黄：イリドイド配糖体

- 薬疹
- 胃腸障害

病名

- 坐骨神経痛
- 老化による腰痛
- 下肢のしびれ
- 夜間頻尿
- 下肢筋力低下

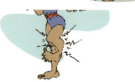

| ゴシャジンキガン |

解説

- 牛車腎気丸は，高齢者の泌尿器・生殖器・下肢筋の衰えを改善するという触れ込みであるが，有効かどうかの判断は難しいことが多い．
- 確実に効果があるのは下肢のしびれを軽減する応答を引き出す点であるがブシ末を併用した方が有効率が高くなる．
- 夜間頻尿があり，抗コリン薬が無効な例にときに有効なことがある．全く夜間尿がなくなることもある．

[処方例]　**レスポンダーの判定** 14日

```
牛車腎気丸　1回1包　1日3回　14日分
ブシ末　　　1回0.67g　1日3回　14日分
```
❶ 高齢者の末梢神経炎と考えられるしびれ，糖尿病性神経障害に伴うしびれ，さらに抗がん剤の副反応としての下肢のしびれに有用性が高く，必ずブシ末を追加処方する．メコバラミンは意味がないので併用する必要がなく，もし処方されていたら中止する

```
牛車腎気丸　1回1包　1日3回　14日分
コウジン末　1回1g　　1日3回　14日分
```
❶ 夜間頻尿に使うときには，特に女性にはコウジン末を追加処方すると有効率が高くなる

こ　牛車腎気丸

呉茱萸湯
ゴシュユトウ

病態

- 三叉神経の炎症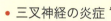
- 炎症が頭蓋内血管に波及
- 頭蓋内血管が拡張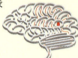

応答

- 三叉神経の炎症が鎮まる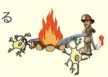
- 血管が収縮して片頭痛が軽快

処方のコツ

- 片頭痛が起こった後でも応答する

留意すべき副作用

- 重大な副作用はない

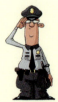

病名

- 片頭痛

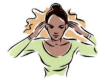

| ゴシュユトウ

解説

- 呉茱萸湯は，三叉神経の炎症から始まり，その炎症が頭蓋内に波及して，頭蓋内血管が拡張することで，ズキンズキンという激しい拍動性の頭痛が生じる片頭痛に対して，三叉神経の炎症を鎮めることで，頭蓋内血管が収縮して片頭痛が治る．このプロセスは一般的には15分くらいで起こり始め，30分くらいで完了する．

- トリプタンは，片頭痛発作がはっきり起こってしまってからでは，ほとんど効果を期待できないが，呉茱萸湯は発作中でも効果が期待できる．

[処方例] レスポンダーの判定 1回

呉茱萸湯　1回2包　発作時頓服
- もちろん片頭痛発作の前兆が起こったときにすかさず服用した方が早く楽になるが，発作がしっかり起こってしまってから服用しても，15分くらいで症状が和らぎ始め，30分で片頭痛が消失する

呉茱萸湯　1回1包　1日3回　14日分
- 片頭痛そのものを治したいときには，このような服用法を継続する．病悩期間が短いほど応答はよいが，最短3ヵ月で治癒することがある

五淋散 (ゴリンサン)

56 / TY 042

病態
- 検尿（沈渣）で白血球数が1視野10個以上の膀胱炎

応答
- 膀胱の細菌感染に対する抗菌力を上げる

処方のコツ
- 膀胱は菌交代が早いので，抗菌薬は2〜3日，五淋散は1〜2週間

留意すべき副作用
- 間質性肺炎
- ミオパチー
- 黄疸
- 偽アルドステロン症
- 肝機能障害

＜成分ごと＞

甘草：グリチルリチン酸
- 偽アルドステロン症
- 薬疹

黄芩
- 間質性肺炎
- 肺機能障害

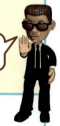

長期投与以外，副作用を気にする必要なし

病名
- 急性細菌性膀胱炎

|ゴリンサン|

解説

- 五淋散は，検尿（沈渣）で白血球数が1視野10個以上の膀胱炎に抗菌薬と併用することで膀胱の炎症を鎮める応答を引き出す．
- 洗い流すだけで治りそうなときは猪苓湯（p.212）だが，細菌感染がはっきりしていたら猪苓湯では不十分なので五淋散を選択する．
- 女性に発症することがほとんどだが，膀胱炎は認められないが排尿痛がある場合，1週間くらい投与してみるとよい．

[処方例]　レスポンダーの判定　1日

五淋散　1回1包　1日3回　7日分
レボフロキサシン500mg　1回1錠　1日1回　2日分
　　　❶膀胱は菌交代が速いので，抗菌薬は基本的に2日間投与とする

五淋散　1回1包　1日3回　7日分
　　　❶膀胱炎はないが，排尿痛を訴える患者に投与するときはこのように

五苓散 (ゴレイサン)

⑰ TY 043

病態

- アクアポリンが開きっぱなしになり脳細胞に水が過剰に入る
- 神経鞘や腸管でも同様のことが起こっている可能性あり

応答

- アクアポリン阻害により水の流入が止まり脳浮腫が解消する
- 神経鞘や腸管でも同様のことが起こっている可能性あり

処方のコツ

- 部位特異性：上半身

- 神経の炎症に使うと神経鞘の浮腫と炎症が改善する 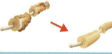　例：多発性硬化症（柴苓湯でも可）

留意すべき副作用

- 重大な副作用はない

病名

- 脳浮腫
- 急性神経炎（例：帯状疱疹）
- 急性胃腸炎（特に小児科）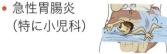
- 二日酔い
- 乗り物酔い
- 航空機降下時耳痛
- 脳浮腫型頭痛[注)]
- めまい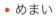

注：低気圧が近づいて気圧が下がることにより，脳が若干腫れる傾向となり，頭痛を感じる人がいる．

| ゴレイサン

解説

- 五苓散は，アクアポリンの阻害または促進をすることで，細胞レベルで水分調整を行なっていることが明らかになり，科学的に作用機序が明確になった漢方薬である．
- 脳，神経鞘，腸管が主な作用部位である．特に神経鞘には強い抗炎症作用も示すことから，多発性硬化症の治療薬としての可能性が示唆されている．
- 小児の嘔吐には注腸または坐薬での投与が効果的(保険適用外使用法)．
- 雨の前日に頭痛を感じる人に投与すると9割以上有効[1]．
- 非常に速効性なので，ほとんどは頓服で対応できる．

[処方例]　レスポンダーの判定　1回

五苓散　1回1包　1日6回　7日分
小柴胡湯　1回1包　1日6回　7日分
- 急性期脳梗塞，慢性硬膜下血腫の初期治療では投与間隔は最長4時間ごとに使用する．柴苓湯(p.116)だと切れ味が悪いので必ず五苓散＋小柴胡湯(p.152)で投与すること

五苓散　1回2包　頓服
- 嘔気・嘔吐，二日酔，車酔い，飛行機降下時の頭痛，めまい発作など

五苓散　1回4包　1日3回　3〜4日分
（気圧下降による頭痛がなくなるまで）
- 低気圧接近時の頭痛

---

1) 灰本　元ほか：慢性頭痛の臨床疫学研究と移動性低気圧に関する考察(五苓散有効例と無効例の症例対照研究)．Фυτο，1(3)：4-9, 1998.

柴陥湯
サイカントウ

病態
- 咳をすると胸が痛い＝胸膜炎

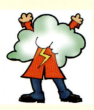

応答
- 咳が鎮まるので胸痛も消える

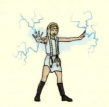

処方のコツ
- 胸膜炎合併例に使う小柴胡湯(p.152)と考える

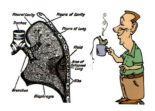

留意すべき副作用
- 偽アルドステロン症
- ミオパチー

＜成分ごと＞

甘草：グリチルリチン酸
- 偽アルドステロン症
- 薬疹

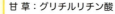

長期投与以外，副作用を気にする必要なし

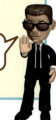

病名
- 咳
- 咳による胸痛

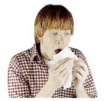
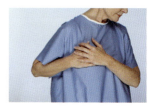

| サイカントウ

解説
- 柴陥湯は，胸膜炎を伴い，咳嗽時に胸痛を訴える肺炎を改善する応答を引き出す．
- 胸膜炎合併例に使う小柴胡湯と考えるとよい．

[処方例]　**レスポンダーの判定** 3日

柴陥湯　1回1包　1日6回　7日分
- 最初の1週間に濃厚治療を行うことが早期改善に必須である

柴陥湯　1回1包　1日3回　7日分
- 次の1週間でまだ炎症反応がある程度残っているときにはさらに1週間投与を延長する

柴胡加竜骨牡蛎湯

サイコカリュウコツボレイトウ

⑫

病態

- 精神興奮が こちらに向かっている
- 血管の炎症
- 血圧の上昇

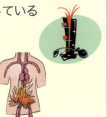

応答

- 精神状態が 速やかに落ち着く
- 血管の炎症が 鎮まり血圧が 下降する

処方のコツ

- 心臓が ドキドキするとき

- ちょっとしたことで 驚く人

留意すべき副作用

- 間質性肺炎
- 肝機能障害

〈成分ごと〉

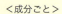
黄芩
- 間質性肺炎
- 肺機能障害

長期投与以外，副作用を気にする必要なし

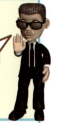

病名

- 神経性心悸亢進症
- ヒステリー
- 高血圧症
- 動脈硬化
- 小児の夜泣き

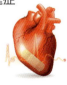

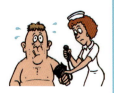

| サイコカリュウコツボレイトウ

解説

- 柴胡加竜骨牡蛎湯には，精神安定薬と血管の抗炎症薬という2つの異なる使い方がある．
- 精神的には，俗に言うヒステリーに類する興奮状態とそれに起因する心悸亢進，驚きやすさなどが目標になる．症状を外因に求める傾向が強く，内省的な雰囲気のないことが特徴である．
- 鎮静に加えて，血管炎が鎮まることで血圧が落ち着くことがある．

[処方例]　レスポンダーの判定　精神安定薬：7日，血管の抗炎症薬：週単位

柴胡加竜骨牡蛎湯　1回1包　1日3回　7日分
- 鎮静的に使うときには1週間の投与でレスポンダーかどうか容易に判定可能である

柴胡加竜骨牡蛎湯　1回1包　1日3回　14日分
- 血圧に対する効果をみるには最低2週間の投与が必要である

柴胡加竜骨牡蛎湯　1回1包　頓服
- 応答が非常に速く出る人は頓服として使うこともできる

柴胡加竜骨牡蛎湯　1回1包　1日3回　14日分
黄連解毒湯　1回1包　1日3回　14日分
- 降圧効果が不十分なときには黄連解毒湯(p.30)を併用してみる

柴胡桂枝乾姜湯
サイコケイシカンキョウトウ

 ⑪

病 態
- 緊張による精神的発汗

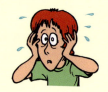

応 答
- 発汗が収まり精神が安定

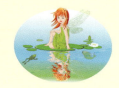

処方のコツ
- 頭部の発汗が主症状の更年期障害には微小循環障害改善薬より鋭い効果あり

実際には呼吸器疾患にはほとんど使われない

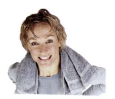

留意すべき副作用
- 間質性肺炎
- 偽アルドステロン症
- ミオパチー
- 肝機能障害
- 黄疸

＜成分ごと＞

甘草：グリチルリチン酸
- 偽アルドステロン症
- 薬疹

病 名
- 更年期障害
- 血の道症
- 神経症
- 不眠症

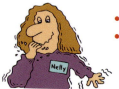
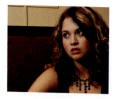

| サイコケイシカンキョウトウ |

解説

- 柴胡桂枝乾姜湯は，桂枝加厚朴杏仁湯(p.66)さえあれば，呼吸器感染症には現代医療では使う場面がほとんどなく，むしろ精神緊張や更年期における精神的発汗を対象として使われる．
- 更年期障害のなかでも，微小循環障害改善薬や黄連解毒湯(p.30)が効かない，頭部に限局する発汗はよい使用目標になる．

[処方例]　レスポンダーの判定　7日

柴胡桂枝乾姜湯　1回1包　1日3回　14日分
　　頭部に限局した発汗に応答しなければ，黄連解毒湯や柴胡加竜骨牡蛎湯(p.106)を試してみるとよい

柴胡桂枝湯
サイコケイシトウ
⑩

病態
- 上腹部の激烈な炎症
- 呼吸器炎症の回復期
- 虚弱な小児

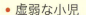

応答
- 激烈な炎症が鎮まる
- 炎症が鎮火する
- 丈夫な小児になる

処方のコツ
- 病態が異なると引き出される応答も異なるよい例である

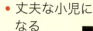

留意すべき副作用
- 間質性肺炎
- ミオパチー
- 黄疸
- 偽アルドステロン症
- 肝機能障害

＜成分ごと＞

甘草：グリチルリチン酸
- 偽アルドステロン症
- 薬疹

長期投与以外，副作用を気にする必要なし

病名
- 急性膵炎 / 急性胆嚢炎
- 呼吸器感染回復期
- 小児虚弱体質

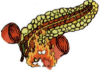

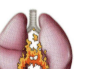

| サイコケイシトウ |

解説

- 柴胡桂枝湯は，3つの異なる病態に対して使われ，それぞれ使い方が大きく異なる．
- 急性膵炎や急性胆嚢炎に使うときには2〜3時間ごとの濃厚治療が必須である．
- 肺炎などの呼吸器感染症の回復期に使うときには1日3回投与で十分である．
- 小学校低〜中学年の虚弱児に使うときには1日2〜3回で丈夫になるまで数ヵ月〜年単位の投与になる．

さ　柴胡桂枝湯

[処方例] **レスポンダーの判定** 上腹部：3日，呼吸器4日，虚弱児：3〜6ヵ月

柴胡桂枝湯　1回1包　1日8〜12回
- 上腹部の激烈な炎症に使うときには日数は特に規定しない．毎日病状や検査値をみながら調整していく

柴胡桂枝湯　1回1包　1日3回　7日分
- 呼吸器感染症回復期に使うときにはこのような緩い使い方で十分である

柴胡桂枝湯　1回1包(小児量)　1日2〜3回　14日分
- 虚弱児に使うときにはじっくり長期に使う．1日量は小学校低学年までは0.2g/kg，小学校中学年では2包を3等分し，小学校高学年以上は成人量でよい

柴胡清肝湯
サイコセイカントウ

 ⑧⓪

病態
- 疳の強い傾向のある小児
- 食物アレルギー（軽度肝機能障害あり）

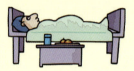

応答
- 小児の精神安定が図られる
- 食物に対するアレルギー反応抑制

処方のコツ
- 食物アレルギーで効果不十分なら葛根湯(p.38)を追加処方

 +

留意すべき副作用
- 偽アルドステロン症
- ミオパチー

＜成分ごと＞

甘草：グリチルリチン酸
- 偽アルドステロン症
- 薬疹

長期投与以外，副作用を気にする必要なし

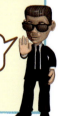

病名
- 神経過敏(小児)
- 食物アレルギー
- アトピー性皮膚炎(小児)

| サイコセイカントウ

解説

- 柴胡清肝湯は，疳の強い傾向のある小児の精神を安定させる応答と，食物アレルギーを鎮める応答という，全く異なるふたつの病態に働く．
- 食物アレルギーには軽度の肝機能障害が起こっていることがあり，柴胡清肝湯はこの肝機能障害を鎮める応答を引き出すことで，食物アレルギーを抑えている．
- 食物アレルギーに対する効果が不十分なら，マスト細胞受容体減少効果を持つ葛根湯を追加処方するとよい．

[処方例]　レスポンダーの判定　2週間

柴胡清肝湯　1回1包　1日3回　14日分
　❶神経過敏な疳の強い子どもには，比較的長期の投薬が必要になる

柴胡清肝湯　1回1包　1日3回　14日分
葛根湯　　　1回1包　1日3回　14日分
　❶食物アレルギーのうちでも，症状として下痢などの胃腸障害を示す患者が投与対象になる．症状が軽快してくると徐々に自信がついてきて，少しずつ食べられるようになってくる

柴朴湯
サイボクトウ

 96

病態
- 気管支喘息があって気分が沈んでいる

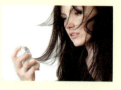

応答
- 気分が明るくなって喘鳴が軽くなる

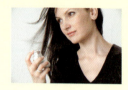

処方のコツ
- 喘息のステロイド吸入療法に併用すると有用である

 +

留意すべき副作用
- 間質性肺炎
- ミオパチー
- 黄疸
- 偽アルドステロン症
- 肝機能障害

＜成分ごと＞

甘草：グリチルリチン酸
- 偽アルドステロン症
- 薬疹

黄芩
- 間質性肺炎
- 肺機能障害

病名
- 気管支喘息

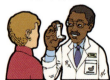

- 気管支炎

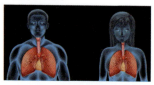

| サイボクトウ

解説

- 柴朴湯は，気管支喘息があって気分が沈んでいる患者に使うと，気分が明るくなって喘鳴が軽くなる応答を引き出す．
- 機序としてはモルモットモデルを使った実験の結果，好酸球の浸潤の抑制，ロイコトリエンの抑制が認められた[1]．
- 喘息治療の標準であるステロイド吸入療法に併用すると有用である．
- 吸入が標準治療になったときに，柴朴湯の出番はなくなったと思われたが，併用した患者の評判が思いのほかよかったので，積極的に併用を勧めている．

[処方例]　レスポンダーの判定　7日

柴朴湯　1回1包　1日3回　14日分
フルタイド®200ディスカス®　1回100μg　1日2回吸入
　　　　　　❶併用することで，過剰免疫の抑制がより広範囲になる

----

1) Tohda Y, et al：Effects of saiboku-to on dual-phase bronchoconstriction in asthmatic guinea pigs. Methods Find Exp Clin Pharmacol, 21 (6)：449-452, 1999.

柴苓湯
サイレイトウ

病態
- 主に腎と消化器の炎症
- 水分代謝異常

応答
- マイルドな抗炎症作用と水分代謝改善作用

処方のコツ
- 身体内部での炎症と浮腫に広く応用可能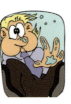
- 水瀉性下痢には不向き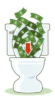

留意すべき副作用
- 間質性肺炎
- ミオパチー
- 黄疸
- 偽アルドステロン症
- 劇症肝炎
- 肝機能障害

＜成分ごと＞

甘草：グリチルリチン酸
- 偽アルドステロン症 ・薬疹

黄芩
- 間質性肺炎 ・肺機能障害

病名
- ネフローゼ症候群
- 炎症性腸疾患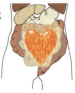

| サイレイトウ |

解説

- 柴苓湯は，主に腎と消化器の炎症に水分代謝異常が絡んだ病態を正常化する比較的マイルドな応答を引き出す．
- 小柴胡湯(p.152)と五苓散(p.102)を合わせたものと言われているが，製法の違いから，柴苓湯としてでき上がったものは，小柴胡湯と五苓散を服用した場合に比べてかなり切れ味が劣る．
- したがって，用途は急性よりは亜急性から慢性になり，ネフローゼ症候群や炎症性腸疾患などがよい適応となる．
- 慢性硬膜下血腫の治療には小柴胡湯＋五苓散を使い，柴苓湯は使わない．

[処方例]　レスポンダーの判定 7〜14日

```
柴苓湯    1回1包  1日3回  14日分
半夏瀉心湯 1回1包  1日3回  14日分
```
- クローン病や潰瘍性大腸炎などの炎症性腸疾患では，下痢を半夏瀉心湯(p.250)で抑えつつ，じっくり柴苓湯で腸管の炎症を治していくという戦術をとるとよい

```
柴苓湯  1回1包  1日3回  14日分
```
- ネフローゼ症候群では，最初は柴苓湯単独で治療を始めてみる

三黄瀉心湯
サンオウシャシントウ

113 / KB 13

病態
- 頭部・顔面の血行が亢進
- 精神不安定

応答
- 頭部・顔面の血行が正常化
- 迅速な精神安定作用

処方のコツ
- 動悸に使うと 10 分以内に落ち着く

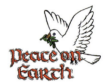

留意すべき副作用
- 間質性肺炎
- 黄疸
- 肝機能障害

＜成分ごと＞

黄芩
- 間質性肺炎
- 肺機能障害

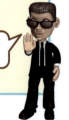

長期投与以外，副作用を気にする必要なし

病名
- 高血圧随伴症状
- 鼻出血

| サンオウシャシントウ

解説

- 三黄瀉心湯は，頭部・顔面の血行が異常に亢進して，のぼせ，精神不安定に，動悸，鼻出血などを伴う病態を，迅速に鎮める応答を引き出す．
- 動悸だけで他の循環器系の症状がないときには，ほとんどが心因性で，このような動悸であれば10分以内に消失する．
- 鼻出血の標準的なボスミン綿球詰め込み治療に加えて三黄瀉心湯を内服すると，止血効果と再出血予防効果が得られる．

［処方例］ レスポンダーの判定 1回

三黄瀉心湯　1回1包　必要時頓服
　　　❶継続的には使用しないで，基本的に頓服で対処する

酸棗仁湯
サンソウニントウ

病態
- 入眠障害
- 中途覚醒

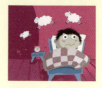
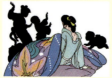

応答
- 睡眠のリズムが正常化＝夜になると自然に眠気がくる

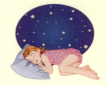

処方のコツ
- 疲れているのに眠れない人
- 目が冴える高齢者

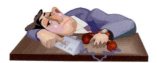

留意すべき副作用
- 偽アルドステロン症
- ミオパチー

＜成分ごと＞

甘草：グリチルリチン酸
- 偽アルドステロン症
- 薬疹

病名
- 不眠症
- 惰眠症
- 多夢症

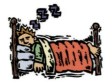

| サンソウニントウ

解説

- 酸棗仁湯は，不眠症に使う代表的な漢方薬であるが，決して酸棗仁湯に睡眠導入薬の主成分が入っているのではなく，1日3回飲んでいるうちに，夜になると自然に眠気がくるようになるという応答を引き出す．
- 心身を酷使する仕事のあとでは，身体は思い切り疲れているのに，精神的な緊張が寝る頃になっても取れない人がいて「疲れているのに眠れない」と訴える．こんな人も酸棗仁湯のよい適応である．

[処方例]　レスポンダーの判定　7〜14日

酸棗仁湯　1回1包　1日3回　14日分
- 睡眠導入薬をすでに処方されている人は無理に止めなくても，酸棗仁湯が効いてくると，今日は止めてみようかという気が起こってくるのでそれまでは処方を継続する．1ヵ月経っても睡眠導入薬の服用が続いていたら，酸棗仁湯は中止とする

さ　酸棗仁湯

三物黄芩湯
サンモツオウゴントウ

121

病態
- 手足の熱感
  （夜間に特に著しい）

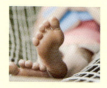

応答
- 熱感が取れて安眠できるようになる

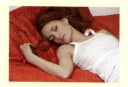

処方のコツ
- ほてりが痒みや子宮周辺の炎症として出現し長期持続で精神症状も出てきたとき

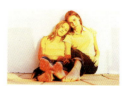

留意すべき副作用
- 間質性肺炎
- 黄疸
- 肝機能障害

＜成分ごと＞
 黄芩
- 間質性肺炎
- 肺機能障害

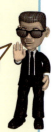

長期投与以外，副作用を気にする必要なし

病名
- 手足のほてり

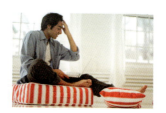

|サンモツオウゴントウ|

解説

- 三物黄芩湯は，夜間に特に著しい手足の熱感で安眠が妨げられるというかなり特異的な症状が使用目標で，手足が冷えて安眠できる応答を引き出すが，思いのほか有効率が低い．
- 手足のほてりは，いろいろな病態に付随症状として出現する方が多く，純粋に手足のほてりだけという症例は多くないのが低い有効率の原因である．
- むしろ，ほてりが痒みや子宮周辺の炎症として出現し長期持続することで精神症状も出てくるような場合がよい適応かもしれない．

[処方例] **レスポンダーの判定** 3日

三物黄芩湯　1回1包　1日3回　7日分
　　眠れるようになれば，服用回数を減らして，最終的には就寝前1回でもよくなる

滋陰降火湯
ジインコウカトウ

病態

- 呼吸器の炎症
  ＋乾性咳嗽
- 皮膚と口腔の乾燥

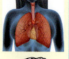

応答

- 炎症/乾性咳嗽が迅速に鎮静
- 皮膚と口腔が潤う

処方のコツ

- 布団に入ってから咳き込むとき
- 漢方薬で最も乾燥を潤す応答が発現

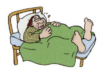

留意すべき副作用

- 偽アルドステロン症
- ミオパチー

＜成分ごと＞

甘草：グリチルリチン酸

- 偽アルドステロン症
- 薬疹

長期投与以外，副作用を気にする必要なし

病名

- 気管支炎
- 乾性咳嗽

- 皮膚疾患
- 乾燥増悪

- 口腔乾燥

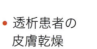

- 透析患者の皮膚乾燥

| ジインコウカトウ

解説
- 滋陰降火湯は，麦門冬湯の時期を過ぎた乾性咳嗽を迅速に鎮める応答を引き出す．
- この病期になると，日中よりは夜布団に入ると咳嗽が悪化したり，就寝中に咳嗽で覚醒したりするようになる．
- 気道だけでなく，皮膚や口腔内の乾燥を潤す応答を引き出す．特に皮膚科疾患の乾燥対策として有用で，患部の乾燥はもとより乾燥肌の人もよい適応である．透析患者には好評で必需品の「孫の手」が要らなくなることもある．

し 滋陰降火湯

[処方例]　**レスポンダーの判定**　咳嗽：1日，皮膚乾燥：7日

滋陰降火湯　1回1包　1日4～5回　3日分
- 咳嗽は一刻も早く取りたい症状のひとつなので，最初は頻回に服用する

滋陰降火湯　1回1包　1日3回　4日分
- 症状の改善がみられたら，服用回数を1日3回にする

滋陰降火湯　1回1包　1日4回　3日分
竹筎温胆湯　1回1包　1日4回　3日分
- 短期間で咳嗽が悪化した場合には，湿性咳嗽の第一選択の竹筎温胆湯（p.200）とやや長引いた乾性咳嗽に使う滋陰降火湯を併用するとよい

滋陰降火湯　1回1包　1日3回　14日分
- 皮膚の乾燥改善には長期投与が必要になる

滋陰至宝湯
ジインシホウトウ

 92

病態

- 呼吸器疾患が遷延して咳・痰や微熱が続くので体力が低下

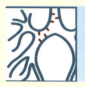

応答

- 体力を奪う咳が楽になって体力も戻ってくる

処方のコツ

- 意外と短期間で効果が出る
- 滋陰降火湯（p.124）の無効例に使える

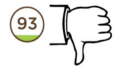 93

留意すべき副作用

- 偽アルドステロン症
- ミオパチー

＜成分ごと＞

甘草：グリチルリチン酸
- 偽アルドステロン症
- 薬疹

長期投与以外，副作用を気にする必要なし

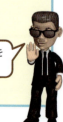

病名

- 慢性気管支炎

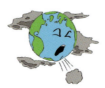

|ジインシホウトウ|

解説

- 滋陰至宝湯は，呼吸器疾患が遷延して咳嗽・喀痰・微熱が続くので体力が低下した患者で，体力を奪う咳嗽が楽になって体力も回復する，という応答を引き出す．
- 滋陰降火湯の二の矢として使えることでもわかるように，意外と短期間で効果が出ることがある．
- 喀痰の性質はどちらかというとねっとりしていて色がついているのが滋陰至宝湯向きである．

[処方例] **レスポンダーの判定** 3日

滋陰至宝湯　1回1包　1日3回　7日分
- 短期大量ではなく，コツコツと1週間まずのんでもらう．効果があるようなら，さらに1週間追加する

し
滋陰至宝湯

四逆散
シギャクサン

病態
- 不安による身体症状

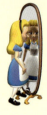

応答
- 精神が安定し症状が軽減する

処方のコツ
- key word は ドロドロ

精神的にも社会的にも

留意すべき副作用
- 偽アルドステロン症
- ミオパチー

＜成分ごと＞

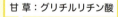
甘草：グリチルリチン酸

- 偽アルドステロン症
- 薬疹

病名
- 身体表現性障害

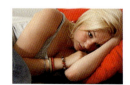

| シギャクサン |

解説

- 四逆散は，もともとは肝臓・胆嚢や胃十二指腸の急性の炎症に使われていたが，現代では西洋薬で対処できるので，この分野への四逆散の出番はない．
- 四逆散の現代における用途は，不安による痛みなどの身体症状であるが，患者が精神的にも身体的にもこじれて「ドロドロ」な状況になっている場合に，精神を安定させる応答が比較的早期に引き出されやすい．

［処方例］ レスポンダーの判定 5日

四逆散　1回1包　1日3回　7日分
　　　　まずは7日間投与して，精神的に変化があるかどうかを見極める．反応があれば継続して投与する

四君子湯
シクンシトウ

75 TY054

病態
- 胃の消化機能が
  かなり低下している

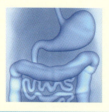

応答
- 胃の消化機能が回復して
  食欲が出てくる

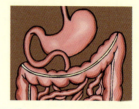

処方のコツ
- 六君子湯（p.290）の適応患者にはない全身倦怠感や手足の冷えを伴う

 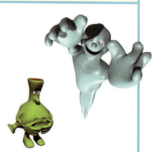

留意すべき副作用
- 偽アルドステロン症
- ミオパチー

＜成分ごと＞

甘草：グリチルリチン酸
- 偽アルドステロン症
- 薬疹

病名
- 胃腸虚弱
- 胃もたれ

| シクンシトウ

解説

- 四君子湯は，かなり低下している胃の消化機能を徐々に回復させていく応答を引き出す．
- 六君子湯に類似するが，六君子湯の適応患者にはない，全身倦怠感や手足の冷えを伴う．

[処方例] **レスポンダーの判定** 1日

四君子湯　1回1包　1日3回　14日分
- 六君子湯よりは胃の機能の回復が遅いので2週間は投与してみる．長期に服用すると徐々に胃が丈夫になることがある

四君子湯　1回1包　1日3回　14日分
四物湯　　1回1包　1日3回　14日分
- 四物湯(p.136)との組み合わせは「八珍湯」として，貧血，胃腸虚弱，諸種の衰弱に使う

梔子柏皮湯
シシハクヒトウ

コタロー ③14

病態
- 痒みを伴う皮膚炎

応答
- 痒みと皮膚炎が治まる

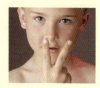

処方のコツ
- 応答がマイルドな黄連解毒湯（p.30）という感じ

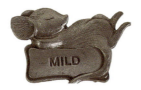

留意すべき副作用
- 偽アルドステロン症
- 腸間膜静脈硬化症
- ミオパチー

＜成分ごと＞

甘草：グリチルリチン酸	
・偽アルドステロン症	・薬疹

山梔子：ゲニポシド	
・腸間膜静脈硬化症	・皮膚の色素沈着

病名
- 皮膚瘙痒感

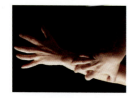

| シシハクヒトウ

- 梔子柏皮湯は，昔は黄疸に使われたこともあったが，現代では皮膚科専用で，マイルドな黄連解毒湯という立ち位置である．
- ゆえに，対象となる瘙痒感も皮膚病変もそれほどキツくないものが対象になる．マイルドな病変にはマイルドな応答を引き出す漢方薬を選ばないと，全く応答しないのが漢方薬の特徴である．

[処方例] レスポンダーの判定 1週間

梔子柏皮湯　1回1包　1日3回　14日分
- 多くの場合は，皮膚病変を前衛として治す応答を引き出す漢方薬と併用する

七物降下湯
シチモツコウカトウ

㊻ TY 056

病態

- 高血圧（拡張期が高い，CKDがらみ，腎血流障害，眼底出血）

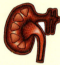

応答

- 血圧，特に拡張期血圧の安定化

- 視力の回復

処方のコツ

- 大塚敬節の創薬「疲れやすくて最低血圧の高いもの，尿中に蛋白を証し，腎硬化症の疑いのある高血圧患者，いろいろの薬方を用いて奏効しないものに用いる．」
- 腎におけるDDAH Ⅱ/ADMA/NO代謝経路促進→腎血管が弛緩

留意すべき副作用

- 重大な副作用はない

病名

- 高血圧症

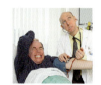

- 高血圧随伴症状

| シチモツコウカトウ

解説

- 七物降下湯は，西洋薬の降圧薬では対処できない高血圧（拡張期が高い，CKDがらみ，腎血流障害，眼底出血）を改善する応答を引き出す．
- 作用機序として，腎におけるDDAH Ⅱ/ADMA/NO代謝経路を促進することにより腎血管が弛緩すると言われている．
- 著者は，57歳男性，眼底出血，血圧180/130，視力が指数弁まで落ちた患者に投与し，3ヵ月で血圧130/80，視力0.5にまで回復した例を経験した．

[処方例] レスポンダーの判定 3〜6ヵ月

七物降下湯　1回1包　1日3回　28日分
　　❶西洋薬の降圧薬は収縮期血圧を下げるために併用する

し
七物降下湯

四物湯
シモツトウ

病態

- 皮膚の微小循環障害 ➡ 乾燥
- 子宮・卵巣の機能低下
- 体力低下

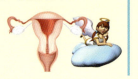

応答

- 女性の皮膚を潤す効果 No.1！
- 子宮・卵巣の機能回復
- 体力改善

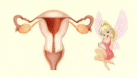

処方のコツ

- きしむ戸の溝に油をさすような効果

留意すべき副作用

- 重大な副作用はない

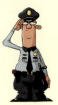

病名

- 産後の体力低下
- 冷え症
- 月経不順
- しみ

| シモツトウ

解説

- 四物湯は，皮膚の微小循環障害による乾燥と，子宮・卵巣の機能低下に伴う体力低下を改善させる応答を引き出す．皮膚を潤す効果は抜群である．
- たとえ話で若干わかりにくいが，きしむ戸の溝に油をさすような効果を示す．
- 単独よりは併用で使われることが多い．

[処方例] レスポンダーの判定 7日

四物湯　1回1包　1日3回　14日分
- 産後の体力低下，月経不順，冷え症に使うときは，比較的長期に投与することになる

四物湯　　　1回1包　1日3回　14日分
苓桂朮甘湯　1回1包　1日3回　14日分
- 苓桂朮甘湯(p.300)との組み合わせは「連珠飲」として，心疾患時の貧血や心悸亢進，浮腫に使う

四物湯　1回1包　1日3回　14日分
四君子湯　1回1包　1日3回　14日分
- 四君子湯(p.130)との組み合わせは「八珍湯」として，貧血，胃腸虚弱，諸種の衰弱に使う

四物湯　1回1包　1日3回　14日分
小柴胡湯　1回1包　1日3回　14日分
- 小柴胡湯(p.152)との組み合わせは「柴胡四物湯」として，膠原病，皮膚筋炎，強皮症に使う

し
四物湯

炙甘草湯
シャカンゾウトウ
(64)

病態

- 心臓のリズム異常
  （背後に炎症あり）
- そのために
  精神不安定となる

応 答

- リズムの正常化
  →心臓が気にならなくなる
- 精神状態が安定する

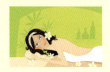

処方のコツ

- 心臓は心配ないと言っても
  心配がなくならない人に使ってみる

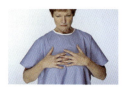

留意すべき副作用

- 偽アルドステロン症
- ミオパチー

＜成分ごと＞

地黄：イリドイド配糖体
- 薬疹
- 胃腸障害

病 名

- 不整脈
  （特に心室性期外収縮）
- 発作性頻脈
  （リズム治療不要の）

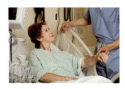
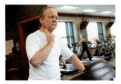

| シャカンゾウトウ

解説

- 炙甘草湯は，循環器内科による専門的治療は必要ないが，不整脈などの心臓のリズム異常が気になって精神不安定になる患者に使うと，リズム異常が正常化する応答を引き出すことができる．
- 循環器内科的には心配ないと言っても，リズム異常があれば，患者にはもしかしてという心配が残る．患者を安心させるために循環器内科医にはぜひとも使って欲しい方剤である．

［処方例］ レスポンダーの判定 3週間以上

炙甘草湯　1回1包　1日3回　28日分
- 応答が出るまでに案外長い期間がかかるので，その間はクロチアゼパム5mgを1日3回服用させるとよい

し
炙甘草湯

芍薬甘草湯
シャクヤクカンゾウトウ

68 / TY059

病態
- 骨格筋/平滑筋がギューッと収縮する
- 収縮に伴う激痛がある

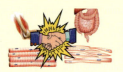

応答
- 非常に短時間で筋肉が緩む
- 収縮に伴う痛みが消える

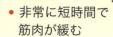
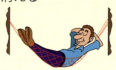

処方のコツ
- 筋肉系の炎症性症状の緩和にブースターとして追加処方する

 葛根湯 ＋

留意すべき副作用
- 間質性肺炎
- 偽アルドステロン症
- うっ血性心不全
- 心室細動
- 心室頻脈
- ミオパチー
- 肝機能障害
- 黄疸

＜成分ごと＞

甘草：グリチルリチン酸
- 偽アルドステロン症
- 薬疹

長期投与以外，副作用を気にする必要なし

病名
- こむら返り
- 月経痛
- 尿路結石
- ぎっくり腰
- しゃっくり
- 胃けいれん

| シャクヤクカンゾウトウ

解説

- 芍薬甘草湯は，骨格筋でも平滑筋でも筋肉がギューッと収縮し痛みを伴う病態に対して，収縮した筋肉を自分でごく短時間で緩める応答を引き出す．
- こむら返りほどキツい収縮ではないが，筋肉痛を起こした部位の筋肉に強い張りがあるときに，筋肉の炎症を鎮める応答を引き出すには漢方薬に芍薬甘草湯を追加する方法が有用である．例えば葛根湯＋芍薬甘草湯．
- 尿管結石による疝痛を芍薬甘草湯で和らげたのち，猪苓湯で結石を落とす併用療法は有用である．
- レスポンダーかどうかは，1回の服用でわかる．こむら返りなら，5〜6分以内である．

[処方例]　レスポンダーの判定　1回(こむら返りは5〜6分以内)

芍薬甘草湯　1回2包　頓服
　● こむら返りなどは症状がキツいので1回に2包は必須である

芍薬甘草湯　1回1包　頓服
葛根湯　1回2包　頓服
　● Upper back (肩)からlower back (腰)までのキツい筋肉痛に対する葛根湯(p.38)の併用療法

芍薬甘草湯　1回2包　頓服
猪苓湯　1回1包　1日4回　3日分
　● 尿管結石による疝痛が解けたら，猪苓湯(p.212)で結石を落とす

芍薬甘草附子湯
シャクヤクカンゾウブシトウ

三和 S05

病態
- 冷えによる関節痛・筋肉痛で四肢の屈伸に困難を来す

応答
- 関節や筋肉が温まり緩んで痛みが軽減する

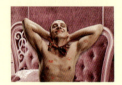

処方のコツ
- 芍薬甘草湯に附子が加わり温め効果が増している

 +
附子

留意すべき副作用
- 偽アルドステロン症
- ミオパチー

＜成分ごと＞
甘草：グリチルリチン酸
- 偽アルドステロン症
- 薬疹

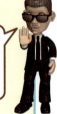
長期投与以外，副作用を気にする必要なし

病名
- 慢性関節痛・筋肉痛
- 関節リウマチ・筋肉リウマチ

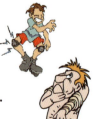

- 五十肩・肩こり

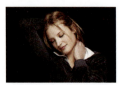

| シャクヤクカンゾウブシトウ

解説

- 芍薬甘草附子湯は，芍薬甘草湯（p.140）に附子が加わっただけなので，基本的には芍薬甘草湯と同じ．骨格筋でも平滑筋でも筋肉がギューッと収縮して痛みを伴う病態に対して，収縮した筋肉を自分で緩める応答を引き出す．ギューッとくる症状が冷えによって惹起される傾向があるときには，芍薬甘草湯よりは芍薬甘草附子湯を選択するとよい．
- レスポンダーかどうかは，1回の服用でわかる．

[処方例]　レスポンダーの判定　1回（こむら返りは5～6分以内）

芍薬甘草附子湯　1回2包　頓服
- こむら返りなどは症状がキツいので1回に2包は必須である

芍薬甘草附子湯　1回1包
葛根湯　1回2包
- Upper back（肩）から lower back（腰）までのキツい筋肉痛に対する葛根湯（p.38）の併用療法

芍薬甘草附子湯

十全大補湯
ジュウゼンタイホトウ

48 TY060

病態

- 免疫機構の弱体化
- 感染しやすくなる

- 体力低下で食欲低下

応答
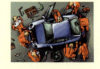
- 抗病反応と感染防御能が徐々に回復
- 体力と食欲が徐々に回復
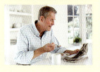

処方のコツ
- ヘロヘロ・ヨレヨレが適応

- 病状が著しく活動性
- 発熱者は禁忌

留意すべき副作用
- 偽アルドステロン症
- ミオパチー
- 肝機能障害
- 黄疸

＜成分ごと＞

甘草：グリチルリチン酸
- 偽アルドステロン症
- 薬疹

病名

- 病後/術後の体力低下
- 食欲不振
- 疲労倦怠
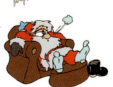
- 肝がん/肝転移
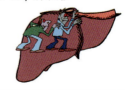

| ジュウゼンタイホウ

解説

- 十全大補湯は，がんや重病で免疫機構が根こそぎやられて，患者はヘロヘロ，ヨレヨレになっている場合に使用される．易感染性も増し，消化管機能も全般的に低下するため，日和見感染や重度の食欲不振に陥る．応答が得られたとしても，徐々にしか効果はみえず，長期間の服用が必要となる．

- 調剤用のコウジン末を加えることによって，NK活性が亢進した重複がんの症例を経験したことがある．

- 肝がんには特異的に効果があり，投与前には塊としてのがんがない場合に限り，肝転移を抑制した臨床研究がある[1]．

[処方例] レスポンダーの判定 1～3ヵ月

十全大補湯　1回1包　1日3回　28日分
コウジン末　1回1g　1日3回　28日分
　有効であれば長期に使うことになる

---

1) Tsuchiya M, et al：Protective effect of Juzen-taiho-to on hepatocarcinogenesis is mediated through the inhibition of Kupffer cell-induced oxidative stress. Int J Cancer, 123 (11)：2503-2511, 2008.

十味敗毒湯
ジュウミハイドクトウ

⑥ TY 061

病態
- 皮膚の急性炎症
- 化膿性炎症

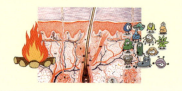

応答
- 急速に皮膚病変が治る

処方のコツ
- 化膿を繰り返す場合には長期に投与

留意すべき副作用
- 偽アルドステロン症
- ミオパチー

＜成分ごと＞

甘草：グリチルリチン酸
- 偽アルドステロン症
- 薬疹

長期投与以外，副作用を気にする必要なし

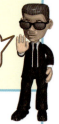

病名
- 急性皮膚疾患
- 化膿性皮膚疾患
- 癤腫症（せつ）

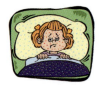

| ジュウミハイドクトウ |

解説

- 十味敗毒湯は，比較的特異度が低いので，急性のいろいろな皮膚炎に幅広く使える．
- 難治性の皮膚疾患に前衛を援護する中衛としての役割として起用してみると，よい仕事をする．
- 癤腫症のようなしつこい化膿性の疾患に使うときは，かなり長期間粘り強く投与する必要がある．

[処方例]　レスポンダーの判定　7日

十味敗毒湯　1回1包　1日3回　7日分
- 1週間で皮膚に何の変化もなければノンレスポンダーである．速やかに方針を転換する

十味敗毒湯　1回1包　1日3回　14日分
荊芥連翹湯　1回1包　1日3回　14日分
- 手強い痤瘡には荊芥連翹湯（p.60）が前衛であるが前衛を援護する中衛として十味敗毒湯を配置するとよい仕事をすることがある

十味敗毒湯　1回1包　1日3回　14日分
排膿散及湯　1回1包　1日3回　14日分
- 皮膚科の難治性疾患の代表選手である掌蹠膿疱症が排膿散及湯（p.242）との組み合わせで，速やかに治ることがある

し
十味敗毒湯

潤腸湯
ジュンチョウトウ

病態
- 弛緩性かつけいれん性便秘
- 結果としてコロコロ便に

応答
- 2～3日で普通便になる

処方のコツ
- 高齢者，若い女性，透析患者に使い道がある

   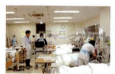

留意すべき副作用
- 間質性肺炎
- ミオパチー
- 黄疸
- 偽アルドステロン症
- 肝機能障害

＜成分ごと＞

甘草：グリチルリチン酸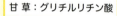
- 偽アルドステロン症
- 薬疹

黄芩
- 間質性肺炎
- 肺機能障害

病名
- 便秘

|ジュンチョウトウ|

解説

- 潤腸湯は，下剤系漢方薬の一種で，弛緩性とけいれん性の両方の性質を併せ持つ便秘に対し，普通便が楽に出るという応答を引き出す．
- 結腸のけいれん性が増すと結腸内腔が結腸ひもで分断される形になり，結腸ひもを壁とするたくさんの小部屋に便が取り残されて，しかも弛緩性なので便は硬くなり，鹿や兎の糞のようにコロコロになる．これがよく知られている使用目標．
- 中高年よりは若い女性に多く見られる．

[処方例] レスポンダーの判定 3日

潤腸湯　1回1包　1日3回　14日分
- 機能性便秘は短期間では治癒しないので，比較的長期に服用することになる

し
潤腸湯

小建中湯
ショウケンチュウトウ

病態
- 特に胃腸機能が弱いので体質も弱い

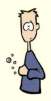

応答
- 胃腸機能が正常化するにしたがって丈夫な身体になっていく

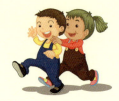

処方のコツ
- 幼少期から小学校低学年までの虚弱児童には第一選択

留意すべき副作用
- 偽アルドステロン症
- ミオパチー

＜成分ごと＞

甘草：グリチルリチン酸
- 偽アルドステロン症
- 薬疹

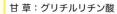

病名
- 小児虚弱体質

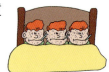

- 慢性胃腸炎

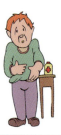

┃ショウケンチュウトウ┃

解説

- 小建中湯は，特に胃腸機能が弱いので体質も弱い子どもに使うと，胃腸機能が正常化する応答が引き出されるにしたがって丈夫な身体になっていく．
- 幼少期から小学校低学年までの虚弱児童には第一選択であるが，成人でも見た目よりは中身がかなり虚弱な人には意外に有効なことがある．
- 子どもの便秘にマイルドな下剤として使え，また夜尿症の治療にも使える．
- 子どもにとって，味が非常に甘いので飲ませるのに苦労はしない．

[処方例] レスポンダーの判定 2週間

小建中湯　1回2包　1日3回　14日分
　　❶胃腸虚弱への効果は少しずつだが確実に現れる

小建中湯　1回2包　1日3回　14日分
大建中湯　1回2包　1日3回　14日分
　　❶「中建中湯」と命名される．子どもの頑固な便秘に劇的な効果を示す．急性胃腸炎ではあるが，便が出そうで出ないときにも使える

し
小建中湯

151

小柴胡湯
ショウサイコトウ

⑨ TY 064

病態

- 肺/気管支の炎症
- 脳/髄膜の炎症
- 脳血管障害に伴う炎症

応答

- 炎症が速やかに消退

> 現時点では肝の炎症に対しては西洋薬でほとんど対処できるのであえて小柴胡湯を使う必要はない

処方のコツ

- 急性期の1週間は少なくとも4時間ごとの投与が必須
- 活動性の炎症があれば間質性肺炎は恐るるに足らず

留意すべき副作用

- 間質性肺炎
- ミオパチー
- 黄疸
- 偽アルドステロン症
- 肝機能障害

＜成分ごと＞

甘草：グリチルリチン酸
- 偽アルドステロン症
- 薬疹

【禁忌】間質性肺炎
インターフェロン投与中
肝硬変・肝がん慢性肝炎で血小板が10万以下

病名

- 肺炎（間質性肺炎を含む）
- 気管支炎

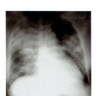

- 脳炎
- 髄膜炎
- 脳血管障害

|ショウサイコトウ|

解説

- 小柴胡湯は，以前は肝炎や肝機能障害，肝がんの予防などに使われることが主流だったが，最近は特にＣ型肝炎などは抗ウイルス薬の進歩がめざましく，小柴胡湯の出番はなくなった．
- これからは，肺炎などの呼吸器疾患と脳梗塞や脳炎などの脳の炎症が主な使い道になる．
- 急性肺炎や急性期脳梗塞に使うときには，最初の１週間は最長でも４時間ごとの服用が必須である．病状が重ければ，最初の２～３日は２～３時間ごとの投与も考慮されるべきである．

[処方例] **レスポンダーの判定** ３日

小柴胡湯　１回１包　１日６回　７日分	
最初の１週間に濃厚治療を行うことが早期改善に必須である	
小柴胡湯　１回１包　１日３回　７日分	
次の１週間でまだ炎症反応がある程度残っているときにはさらに１週間投与を延長する	
小柴胡湯　１回１包　１日６回　７日分	
五苓散　　１回１包　１日６回　７日分	
急性期脳梗塞では，梗塞巣周囲に起こる炎症は小柴胡湯で，浮腫は五苓散（p.102）でコントロールすることが早期に有効なリハビリを開始することに繋がる．慢性硬膜下血腫では３ヵ月くらいの投与で血腫の退縮・消失が認められる	

小柴胡湯

小柴胡湯加桔梗石膏

ショウサイコトウカキキョウセッコウ

病態
- 咽頭周囲の急性炎症
- 肺の方向に炎症が波及
  ➡ 咳が出始める

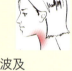

応答
- 咽頭周囲の炎症が消退して咳も鎮まる

処方のコツ
- 発症後 4〜5 日以降
- 咽頭の色がマグロの赤身

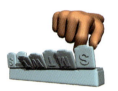

留意すべき副作用
- 偽アルドステロン症
- 肝機能障害
- ミオパチー
- 黄疸

＜成分ごと＞

甘草：グリチルリチン酸
- 偽アルドステロン症
- 薬疹

長期投与以外，副作用を気にする必要なし

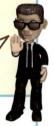

病名
- 急性咽頭周囲炎

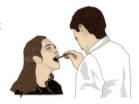

|ショウサイコトウカキキョウセッコウ

解説

- 小柴胡湯加桔梗石膏は，咽頭炎がこじれて咽頭周囲炎になってしまった炎症を鎮める応答を引き出す．
- この病期になると，咽頭の色調が鮮やかな赤色から多少黒ずんだ赤色＝マグロの赤身のような色になる．
- 咽頭痛に加えて咳嗽がで始める．ほとんどの患者はこの時期になって初めて受診するので，臨床現場では桔梗湯・桔梗石膏(p.50)よりは小柴胡湯加桔梗石膏の方が圧倒的に処方頻度が高い．

[処方例] レスポンダーの判定 1日

小柴胡湯加桔梗石膏　1回1包　1日4～5回　5日分
- 咳嗽が早期に治らないとさらに気道の奥に進んでしまうので，服用回数を多くして水際で堰き止める意気込みでドンドン服用してもらう．改善してくれば服用回数を減らしていく

小柴胡湯加桔梗石膏　1回1包　1日4回　3日分
葛根湯　1回1包　1日4回　3日分
- インフルエンザがこじれて，呼吸器や消化器症状が増悪したときに，葛根湯(p.38)の組み合わせを服用すると，柴葛解肌湯(近似処方)としての応答が引き出される

し

小柴胡湯加桔梗石膏

小青竜湯 ショウセイリュウトウ

病態

- 鼻と気管支の
  アレルギー性炎症
- ヒスタミン,
  PAF, LT 遊離

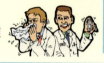

応答

- アレルギー性
  炎症が迅速に
  治まる

処方のコツ

- morning attack 対策：起床時すぐにまず服用→以後畳み掛ける

 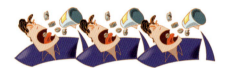

留意すべき副作用

- 間質性肺炎
- ミオパチー
- 肝機能障害
- 偽アルドステロン症
- 黄疸

＜成分ごと＞

甘草：グリチルリチン酸
- 偽アルドステロン症
- 薬疹

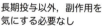

長期投与以外，副作用を
気にする必要なし

病名

- アレルギー性
  鼻炎
- アレルギー性
  気管支炎
- 中等症までの
  花粉症

| ショウセイリュウトウ

解説

- 小青竜湯は，季節性でも通年性でもアレルギー性鼻炎の定番である．
- アレルギー性鼻炎にはmorning attackといって起床時に最も症状が強いという特徴があるので，小青竜湯は起床時に1服目を飲んで，その後は短い薬効が切れ次第症状が治るまで次々に飲み続けていくことが重要である．
- 小青竜湯にはアレルギー性結膜炎という適応症はあるが，効果が弱いので越婢加朮湯を併用するとよい．
- エフェドリンの副作用が出る人は苓甘姜味辛夏仁湯（p.296）に変更してみる．

[処方例] レスポンダーの判定 1回

小青竜湯	1回1包　1日5回　7日分

- 起床時は必須．以後，薬効が切れ次第服用する．服用回数の上限は一応6回にしておく．多くの場合，午前中には治まる

小青竜湯	1回1包　1日5回　7日分
越婢加朮湯	1回1包　1日5回　7日分

- 花粉症で鼻も目も症状のあるときには越婢加朮湯（p.24）を併用する．やはり起床時から始めて，症状がぶり返してきたらすかさず次を飲むという方法がよい

小半夏加茯苓湯 ショウハンゲカブクリョウトウ

病態
- 胃の中の水分停滞
- 悪心・嘔吐

応答
- 胃の中の水分が正常化してスッキリする

処方のコツ
- つわりには第一選択
- 妊婦でなくてもつわりのような症状に適用

留意すべき副作用
- 重大な副作用はない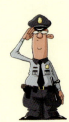

病名
- 妊娠悪阻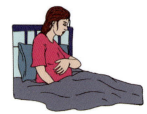
- 諸病による嘔吐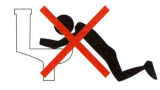

| ショウハンゲカブクリョウトウ

解説

- 小半夏加茯苓湯は，胃の動きが悪くなり，胃内に水分が停滞することによって，悪心・嘔吐を来す病態に使われる．
- もっぱら妊娠悪阻専用吐き気どめだと考えてよいが，妊婦でなくても，いかにも妊娠悪阻のような症状であれば応用可能である．

[処方例] **レスポンダーの判定** 1日

小半夏加茯苓湯　1回1包　1日3回　7日分
　　妊娠悪阻が続く限り間欠的に服用を続けるとよい

消風散
ショウフウサン

病態
- 分泌物が多く，痒みの強い皮膚炎

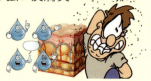

応答
- 意外と速効性でシットリする

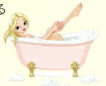

処方のコツ
- 温暖時・夜間に増悪する例は応答しやすい
- 蜂刺されの第一選択

   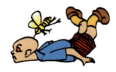

留意すべき副作用
- 偽アルドステロン症
- ミオパチー

＜成分ごと＞

甘草：グリチルリチン酸
- 偽アルドステロン症
- 薬疹

長期投与以外，副作用を気にする必要なし

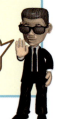

病名
- 皮膚炎

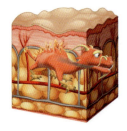

ショウフウサン

解説

- 消風散は，皮膚科専用漢方薬で，分泌物が多く，痒みの強い皮膚の炎症という病態に使われる．
- 気候が温暖になってきたり，または夜間になると症状が増悪する症例にはレスポンダーが多い．
- 当帰飲子を併用すると，難治性の尋常性乾癬やアトピー性皮膚炎にかなりの割合で奏効する．
- 蜂に刺された部位は硬くて痛いのが特徴で，これには消風散が有効である．
- レスポンダーかどうかは，7日の服用でわかるが，蜂刺されは1日でわかる．

[処方例]　**レスポンダーの判定** 7日

消風散	1回1包　1日3回　14日分
	❶効果発現は比較的マイルドであるが有効例では1週間くらいから皮膚病変に変化が出始める
消風散	1回1包　1日3回　14日分
当帰飲子	1回1包　1日3回　14日分
	❶難治性の皮膚疾患には当帰飲子(p.220)を併用すると幅広く応用が可能で，レスポンダーは1週間くらいで効果が実感できる

升麻葛根湯
ショウマカッコントウ

病態
- ウイルス性発疹性感染症（麻疹，風疹，水痘，痘瘡，猩紅熱など）

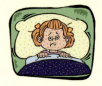

応答
- ウイルス性発疹性感染症に対する免疫能が亢進する

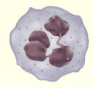

処方のコツ
- 麻疹，風疹に対する基本方剤

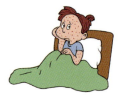

留意すべき副作用
- 偽アルドステロン症
- ミオパチー

＜成分ごと＞

甘草：グリチルリチン酸
- 偽アルドステロン症
- 薬疹

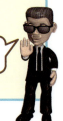

長期投与以外，副作用を気にする必要なし

病名
- ウイルス性発疹性感染症

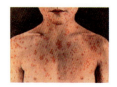

|ショウマカッコントウ|

解説

- 升麻葛根湯は，小児がよく罹患する麻疹，風疹，水痘，痘瘡，猩紅熱などのウイルス性発疹性感染症に対する免疫能を高める応答を引き出す．
- 特に，麻疹と風疹では基本処方に組み入れないと「特に治療法はないので対症療法を行うしかないですね」と言わなければならなくなる．

［処方例］　レスポンダーの判定　1日

升麻葛根湯　1回1包　1日3回　5日分
- 症状は2～3日でよくなるが，免疫能の調整に5日は投与した方がよい

四苓湯
シレイトウ

オースギ ⑭⓪

病態

- 脱水による口渇
- 胃腸炎による嘔気・嘔吐

応答

- 水分循環を正常化して水分の不均衡を是正する

処方のコツ

- 五苓散（p.102）から抗炎症作用を差し引いて水分調整に特化した感じ

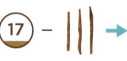 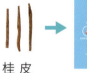
⑰ − ||| →
桂皮

留意すべき副作用

- 重大な副作用はない

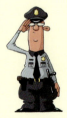

病名

- 暑気あたり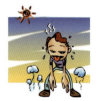
- 急性胃腸炎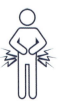

|シレイトウ|

> 解説

- 四苓湯は，機序に関する研究はないが，おそらく五苓散と同じように，脳や腸管や神経鞘のアクアポリンの開け閉めをしていると推測される．
- しかし，五苓散が特異的に持っている，神経鞘(ミエリン鞘)に対する抗炎症作用という応答を引き出すことはできないのではないかと考えられる．
- したがって，脱水による口渇や胃腸炎による嘔気・嘔吐を治療する漢方薬というくらいの軽い役割にしてあげた方がよいだろう．

[処方例] レスポンダーの判定 1回

四苓湯　1回1包　頓服
- 口渇や嘔気・嘔吐が鎮まるまで服用する．嘔気・嘔吐のときは必ず冷服する．ぬるいと気持ち悪い

辛夷清肺湯

シンイセイハイトウ

病態

- 副鼻腔の感染症

- 鼻腔の炎症

応答

- 副鼻腔の感染症
- 鼻腔の炎症が消退する

処方のコツ

- 頰部に熱感あり

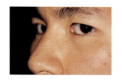

- 後鼻漏でむせる（特に就寝中）

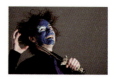

留意すべき副作用

- 間質性肺炎
- 黄疸
- 肝機能障害
- 腸間膜静脈硬化症

＜成分ごと＞

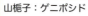
山梔子：ゲニポシド

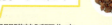
- 腸間膜静脈硬化症
- 皮膚の色素沈着

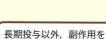

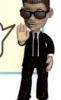

長期投与以外，副作用を気にする必要なし

病名

- 副鼻腔炎

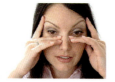

- 慢性鼻炎

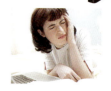

| シンイセイハイトウ

解説

- 辛夷清肺湯は，かぜなどの合併症としての副鼻腔炎を鎮める応答を引き出す．
- 鼻汁はそれほどねっとりとしていないので，就寝中によく後鼻漏となって気管に流れ込み，むせて目が醒めることがある．

[処方例]　レスポンダーの判定　2日

辛夷清肺湯　1回1包　1日3回　5日分
　　　　　❶かぜ症状の消退とともに鼻症状も消えていくので，症状がなくなり次第中止となる

辛夷清肺湯

参蘇飲
ジンソイン

病態
- 咳，痰，熱，頭痛などのかぜ症状
- かぜをひくと長引いてしまう人

応答
- 咳を含めた色々なかぜ症状が一斉に終息に向かう

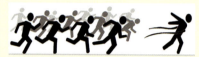

処方のコツ
- 軽いかぜの症状が色々あってなかなか治らないときに使ってみる

留意すべき副作用
- 偽アルドステロン症
- ミオパチー

＜成分ごと＞

甘草：グリチルリチン酸
- 偽アルドステロン症
- 薬疹

長期投与以外，副作用を気にする必要なし

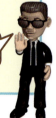

病名
- かぜ
- 咳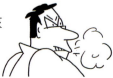

| ジンソイン |

解説

- 参蘇飲は，かぜに使う漢方薬であるが，特異度は低く，咳，痰，熱，頭痛などの諸症状をカバーできる．
- かぜをひくと長引いてしまう人に常備薬として持たせておくことがある．

［処方例］ レスポンダーの判定 1日

参蘇飲　1回1包　1日3回　4日分
- かぜ症状はどれもそれほど強くないものに用いる．漢方のPL顆粒というイメージである

神秘湯 （シンピトウ）

85 TY 069

病態
- 中等症以上の喘鳴，咳嗽，呼吸困難

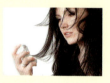

応答
- 迅速に喘鳴と咳嗽がおさまり呼吸が楽になる

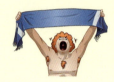

処方のコツ
- ストレスに起因する喘息に使ってみる
- 半夏厚朴湯（p.248）併用も可

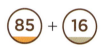 +

留意すべき副作用
- 偽アルドステロン症
- ミオパチー

＜成分ごと＞

甘草：グリチルリチン酸
- 偽アルドステロン症
- 薬疹

長期投与以外，副作用を気にする必要なし

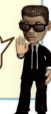

病名
- 小児喘息
- 気管支喘息

- 喘息様気管支炎

| シンピトウ

解説
- 神秘湯は，中等症以上の喘鳴，咳嗽，呼吸困難を来している患者に対し，迅速に喘鳴と咳嗽がおさまり呼吸が楽になる応答を引き出す．
- ストレスに起因する喘息や抑うつ傾向の人にも有用である．

[処方例]　**レスポンダーの判定** 1日

神秘湯　1回1包　1日4〜5回　7日分
- 喘息の程度によって服用回数が変わってくる．ひどいときには，回数を多くしないと喘鳴がコントロールできない

神秘湯　　　1回1包　1日3回　7日分
半夏厚朴湯　1回1包　1日3回　7日分
- 抑うつの強い喘息患者に半夏厚朴湯と併用して使ってみる

真武湯 (シンブトウ)

病態
- 身体機能が全般的に低下
- 新陳代謝が沈衰

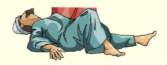

応答
- 徐々に新陳代謝が回復して身体機能が改善
- 急病後では速攻で回復する

処方のコツ
- 泥のような下痢
- 雲の上を歩く様な身体動揺感(患者がよくめまいと表現する)

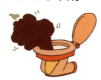
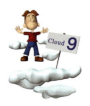

留意すべき副作用
- 重大な副作用はない

病名
- 胃腸虚弱
- 脳卒中後遺症
- 身体動揺感
- こじれたかぜ

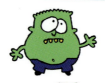

|シンブトウ|

解説

- 真武湯は，身体の複数のシステムが機能低下に陥って，体調が不調になる状態に作用して，低下した身体機能を徐々に回復させる応答を引き出す．
- 低下する機能の代表的なものは，胃腸の消化機能，脳血管障害後遺症としての筋骨格系機能，熱産性能，内耳と胃腸の水分調整能などである．
- インフルエンザや，症状が重く遷延したかぜで体力が落ちた場合の回復には，真武湯が鋭い応答を引き出すことが多い．

[処方例]　レスポンダーの判定　3〜7日

真武湯　1回1包　1日3回　7日分
- 先ずは7日分の服用で様子をみるが，機能回復がみられるようならば，さらに服用を続ける．インフルエンザや症状が重く遷延したかぜのあとなら，7日分の投与で十分である

真武湯

清上防風湯
セイジョウボウフウトウ

 58

病態
- 発赤が強く，よく化膿する，青春のニキビ

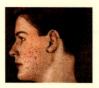

応答
- ニキビが比較的早く消えていく

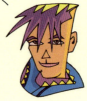

処方のコツ
- 分子標的薬の副作用としてのニキビに使える

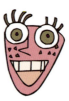

留意すべき副作用
- 偽アルドステロン症
- 肝機能障害
- ミオパチー
- 黄疸

<成分ごと>

甘草：グリチルリチン酸
- 偽アルドステロン症
- 薬疹

黄芩
- 間質性肺炎
- 肺機能障害

病名
- ニキビ

| セイジョウボウフウトウ

解説

- 清上防風湯は，発赤が強く，よく化膿する，青春のニキビを鎮める応答を引き出す漢方薬なので，ほぼ十代にしか適応がない．
- 諦めていたニキビの跡も綺麗になる．
- 分子標的薬の副作用としてのニキビは青春のニキビの様相を呈しているので清上防風湯が使える．

［処方例］ レスポンダーの判定 7日

清上防風湯　1回1包　1日3回　14日分
　　　　　❶外用薬としてはクリンダマイシンゲルがよく併用される

清暑益気湯
セイショエッキトウ

136

病態
- 暑さによって免疫力・消化管機能が低下

応答
- 免疫力・消化管機能が回復し夏バテ解消！

処方のコツ
- 温度の高い場所で作業している人にも有用（例：溶鉱炉，ビニールハウス，ガラス工房）

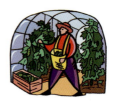

留意すべき副作用
- 偽アルドステロン症
- ミオパチー

＜成分ごと＞

甘草：グリチルリチン酸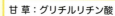
- 偽アルドステロン症
- 薬疹

長期投与以外，副作用を気にする必要なし

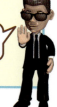

病名
- 暑気あたり

- 暑さによる食欲不振・下痢・全身倦怠感

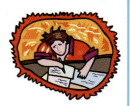

| セイショエッキトウ |

解説

- 清暑益気湯は，暑さによって免疫力や消化管機能が低下している夏バテ・暑気あたりの人が回復する応答を引き出し，暑さ対策に使える．猛暑が予想されるときは，あらかじめ服用しておくと予防効果がある．
- ビニールハウス，温室，ガラス工房，溶鉱炉など高温多湿の場所で作業している人にも有用である．
- 補中益気湯（p.268）の夏バージョン，高熱環境でのお疲れ労働者用とも言える．

[処方例] レスポンダーの判定 1日

清暑益気湯　1回1包　1日3回　14日分
　　暑さが続く限りは服用を続けていた方が無難である

清心蓮子飲
セイシンレンシイン

111 TY072

病態
- 心因性の膀胱炎のような症状
- 膀胱周囲の軽度の炎症

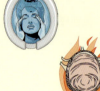

応答
- 膀胱炎のような症状が消えると元気になる

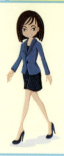

処方のコツ
こんな症状があると患者が応答しやすい

- 胃腸が弱っている
- 疲れやすい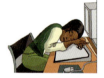
- 手足が冷える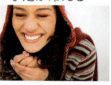

留意すべき副作用
- 間質性肺炎
- ミオパチー
- 黄疸
- 偽アルドステロン症
- 肝機能障害

＜成分ごと＞

甘草：グリチルリチン酸
- 偽アルドステロン症
- 薬疹

黄芩
- 間質性肺炎
- 肺機能障害

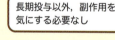長期投与以外，副作用を気にする必要なし

病名
- 膀胱神経症
- 軽度慢性尿路感染症

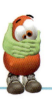

|セイシンレンシイン|

解説

- 清心蓮子飲は，尿路系の炎症があってもなくても，前面に出ている症状が膀胱神経症的な症状である場合に，症状を鎮める応答を引き出す．
- 軽度排尿異常（頻尿，残尿感，排尿困難，排尿痛）だけを使用目標とすると有効率が思いのほか低い．これに加えて，消化機能低下，全身倦怠感，四肢の冷感などがないと有効率が高くならない．

［処方例］　レスポンダーの判定　3日

清心蓮子飲　1回1包　1日3回　7日分
❶必ず尿検査（沈渣）を行い，感染症があれば抗菌薬を併用する

せ

清心蓮子飲

清肺湯
セイハイトウ

 90

病態
- COPD など肺の複雑な炎症
- 喀痰喀出能力の低下

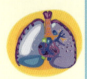

応答
- 喀痰喀出能力の向上
- 肺炎にかかりにくくなる
- SpO$_2$ の改善

処方のコツ
- ブロムヘキシン塩酸塩＋カルボシステイン＋アンブロキソール塩酸塩（ビソルボン®＋ムコダイン®＋ムコソルバン®）＋αの効能がある

留意すべき副作用
- 間質性肺炎
- ミオパチー
- 黄疸
- 偽アルドステロン症
- 肝機能障害

＜成分ごと＞

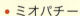

甘草：グリチルリチン酸
- 偽アルドステロン症
- 薬疹

 黄芩
- 間質性肺炎
- 肺機能障害

病名
- 慢性気管支炎
- 気管支拡張症
- 肺気腫

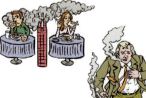

|セイハイトウ

解説

- 清肺湯は，かなり肺が破壊されている病態，慢性気管支炎・気管支拡張症・肺気腫などの患者を対象に，基本的には広範に炎症を鎮め，喀痰喀出能力を向上させる応答を引き出す．
- 長期間漫然と投与することで（呼吸器学会のガイドラインでは漫然と投与するなと書かれている），炎症反応や抗菌薬の使用量などを有意に減少させたという臨床研究がある[1]．
- 急性の呼吸器疾患に適応はない．

[処方例]　レスポンダーの判定　1〜2週間

清肺湯　1回1包　1日3回　14日分

- ブロムヘキシン塩酸塩，カルボシステイン，アンブロキソール塩酸塩（ビソルボン®，ムコダイン®，ムコソルバン®）などは併用してもよいが，特に併用する利点はない

---

1) 加藤士郎，松田俊哉，中嶋貴秀ほか：慢性閉塞性肺疾患における禁煙と清肺湯併用の臨床的意義．漢方と最新治療，14：260-265，2005．

川芎茶調散

セン キュウ チャ チョウ サン

病態

- この頭痛は「かぜだ」と患者が言う
- 病態のよく分からない頭痛

応答

- 頭痛とともにかぜ症状も和らぐ
- 頭痛が何となくよくなる

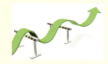

処方のコツ

- 月経片頭痛/月経関連片頭痛には1時間以内に奏効する

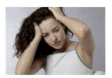
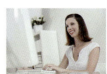

留意すべき副作用

- 偽アルドステロン症
- ミオパチー

＜成分ごと＞

甘草：グリチルリチン酸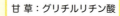

- 偽アルドステロン症
- 薬疹

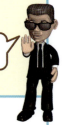

長期投与以外，副作用を気にする必要なし

病名

- かぜ
- 頭痛

|センキュウチャチョウサン|

解説

- 川芎茶調散は，患者が「この頭痛はかぜの症状だ」と言ったときにかぜ薬として使うと頭痛のみならず，かぜの諸症状を治す応答を引き出す．
- 緊張型でも片頭痛でも低気圧関係でもない，成因のわからない頭痛に，とにかく使ってみると案外効くことがある．
- 片頭痛のうち，月経初日の前後2日（月経片頭痛）とそれ以外にも起こる（月経関連片頭痛）ものは前兆がなく，頭痛の持続期間が長く，トリプタンが無効で，呉茱萸湯も効かないが，川芎茶調散の頓服でほぼ解決する（筆者の考案による）．

[処方例]　レスポンダーの判定　1回

川芎茶調散　1回1包　1日3回　4日分
　　頭痛とかぜが治り次第服用中止

川芎茶調散　1回2包　頓服
　　30分くらいで片頭痛が和らぎ始め，1時間でほぼ治る

疎経活血湯
ソケイカッケツトウ

病態
- 整形外科領域で血行不良が背景にありそうな広義の腰背部痛

応答
- 数日〜2週間の期間で徐々に疼痛が改善する

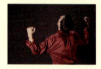

処方のコツ
- 何となくスッキリしない
- 痛くてだるい
- 酒好き
- 芍薬甘草湯が無効のこむら返りに有効

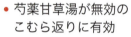

留意すべき副作用
- 偽アルドステロン症
- ミオパチー

＜成分ごと＞

甘草：グリチルリチン酸
- 偽アルドステロン症
- 薬疹

病名
- 腰痛症
- 筋肉痛
- 関節痛
- 神経痛

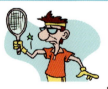

| ソケイカッケツトウ |

解説

- 疎経活血湯は，整形外科領域で血行不良が背景にありそうな，というやや曖昧な表現になるが，広義の腰背部痛に使うと，比較的早期に疼痛を緩和する応答を引き出す．
- 何となく辛いとか，痛みというよりはだるさがメインであるとか，ひどくはないのだがスッキリしない，というような場面は実際にはよくあることなので，使用目標が曖昧な漢方薬があるのはありがたい．
- 酒好きという使用目標は昔から有名であるが，どうしてレスポンダーになるのかは不明．
- 滅多にないが，芍薬甘草湯(p.140)が無効のこむら返りに二の矢として使える．

[処方例] レスポンダーの判定 7日

疎経活血湯　1回1包　1日3回　14日分
- 何となくズルズルと長期になってしまうので注意が必要．高齢者が多いので薬物性低カリウム血症の投与開始3ヵ月以降の遅延性発生に留意すること

そ　疎経活血湯

ダイオウカンゾウトウ
大黄甘草湯

病態
- 中等症以下の単純な機能性便秘

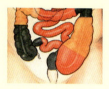

応 答
- 普通便が楽に出る

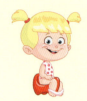

処方のコツ
- 軽い便秘にまず使ってみる
- 妊婦には第一選択

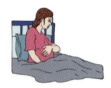

留意すべき副作用
- 偽アルドステロン症
- ミオパチー

＜成分ごと＞

甘草：グリチルリチン酸
- 偽アルドステロン症
- 薬疹

長期投与以外，副作用を気にする必要なし

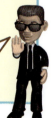

病 名
- 便秘症

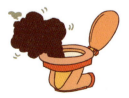

| ダイオウカンゾウトウ

解説

- 大黄甘草湯は，軽症の単純な便秘を緩和する応答を引き出す．
- もともと便秘ではなかったが，妊娠したことで便秘になった場合，最初に試してみるべき下剤系漢方薬である．

[処方例]　レスポンダーの判定　2日

大黄甘草湯　1回1包　1日3回　7日分
　　　❗ もし効果が少し足りなければ，緩下剤の酸化マグネシウムを適量加えるとよい

大黄牡丹皮湯
ダイオウボタンピトウ

 33

病態

- 右下腹部の炎症
  （生殖器／消化器）

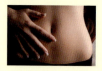

- 骨盤の微小循環障害

応答

- 炎症が速やかに治る

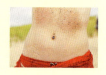

- 骨盤の微小循環障害が改善

処方のコツ

- 急性虫垂炎を抗菌薬で治療するときに併用が超オススメ

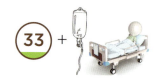

留意すべき副作用

- 重大な副作用はない

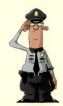

病名

- 急性虫垂炎
- 月経関連症状

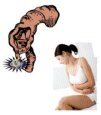

- 常習便秘

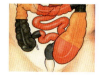

|ダイオウボタンピトウ|

> 解説

- 大黄牡丹皮湯は，骨盤内の微小循環障害改善を目標に処方する漢方薬だが，その抗炎症作用は右下腹部の炎症に対して特異的に引き出される．

- 便秘をすると右下腹部が痛む人に特異的に快便という応答が引き出される．

- 右下腹部の子宮付属器炎と急性虫垂炎には特にオススメする．急性虫垂炎の場合には，抗菌薬との併用が有用で，虫垂切除術を回避できることもある．

[処方例] レスポンダーの判定 3日

大黄牡丹皮湯　1回1包　1日3回　7日分
　　　❶右下腹部という key word を忘れないように

た
大黄牡丹皮湯

大建中湯
ダイケンチュウトウ

 100

病態
- 腸管通過障害
  （開腹術後，腹膜癒着など）

応答
- 腸管運動亢進／腸管血流量増加／抗炎症作用でイレウスを解除

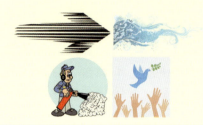

処方のコツ
- イレウスの治療に使えるが予防効果はない
- 下剤とは考えない

 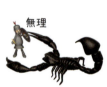 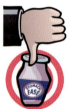

留意すべき副作用
- 間質性肺炎
- 肝機能障害
- 黄疸

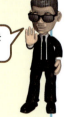

長期投与以外，副作用を気にする必要なし

病名
- 腸管通過障害

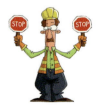

| ダイケンチュウトウ

解説

- 大建中湯は，イレウスの治療薬として外科手術後にはルーチンで投与されるようになったが，これをパントテン酸製剤やジノプロストのような単なる腸管蠕動促進薬や下剤の一種と勘違いしてはいけない．
- 大建中湯は，筋層間神経叢のアセチルコリン遊離促進，平滑筋層でのモチリン分泌促進，粘膜層でのサブスタンスP遊離促進する応答を引き出す．
- さらに，腸管上皮細胞内のアドレノメデュリンが粘膜下層の微小血管を拡張して腸管血流量の増加作用を発現する．

[処方例] レスポンダーの判定 2日

大建中湯　1回2包　1日3回　7日分
- 経鼻胃管から注入するときは，10〜20mLの水に混ぜて電子レンジで数秒チンして完全に溶かしてから施行する

桂枝加芍薬大黄湯　1回1包　1日3回　14日分
- イレウスが治って退院するときには，大建中湯にはイレウス予防効果がないので，予防薬として桂枝加芍薬大黄湯（p.68）を処方する

た　大建中湯

大柴胡湯
ダイサイコトウ

⑧ TY 077

病態
- ストレスで不安/不眠
- 過食で便秘/肥満
- 肝容積の3割以上が脂肪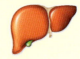

応答
- 気持ちが落ち着く
- ダイエット効果がある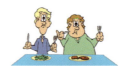
- 脂肪代謝改善

処方のコツ
- ストレスによるイライラが取れて消化器や循環器が平常に

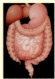 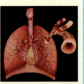

留意すべき副作用
- 間質性肺炎
- 黄疸
- 肝機能障害

＜成分ごと＞

 黄芩
- 間質性肺炎
- 肺機能障害

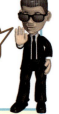
長期投与以外，副作用を気にする必要なし

病名
- ノイローゼ/不眠症
- 肥満
- 高血圧症
- 脂肪肝

| ダイサイコトウ |

解説

- 大柴胡湯有効例のステレオタイプは，太っていて，お腹が出ていて，脂肪肝があり，イライラしがちな，便秘傾向の男性である．
- 便秘のない症例のために，大柴胡湯去大黄(p.194)という方剤が用意されている．
- 精神症状や神経症対策メインで使われることもある．
- レスポンダーかどうかは，服用開始後14日過ぎて肝機能検査をしてみないとわからない．

[処方例] **レスポンダーの判定** 14日以上（要肝機能検査）

大柴胡湯　1回1包　1日3回　14日分
- 効果発現は比較的マイルドである

大柴胡湯　　1回1包　1日3回　14日分
桂枝茯苓丸　1回1包　1日3回　14日分
- 脂肪肝で肝機能検査値がそれほど悪くない症例には桂枝茯苓丸(p.80)を追加する定番処方

大柴胡湯　1回1包　1日3回　14日分
茵蔯蒿湯　1回1包　1日3回　14日分
- 脂肪肝で肝機能検査値がある程度悪い症例には茵蔯蒿湯(p.16)を追加する

大柴胡湯去大黄
ダイサイコトウキョダイオウ

N 319

病態
- ストレスで不安/不眠
- 食べ過ぎで肥満
- 肝機能障害/脂肪肝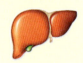

応答
- 気持ちが落ち着く
- ダイエット効果がある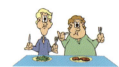
- 脂肪代謝改善

処方のコツ
- ストレスによるイライラが取れて消化器や循環器が平常に

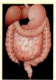 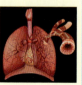

留意すべき副作用
- 間質性肺炎
- 黄疸
- 肝機能障害

＜成分ごと＞

黄芩
- 間質性肺炎
- 肺機能障害

病名
- ノイローゼ
- 不眠症
- 肥満
- 高血圧症
- 肝機能障害
- 脂肪肝

|ダイサイコトウキョダイオウ|

解説

🔵 大柴胡湯去大黄は，大柴胡湯が引き出す応答は有用なのだが，便秘がないので下痢になって困る人だけに使う．

[処方例]　レスポンダーの判定　1週間

大柴胡湯去大黄　1回1包　1日3回　14日分
　🔵 効果発現は比較的マイルドである

大柴胡湯去大黄　1回1包　1日3回　14日分
桂枝茯苓丸　　　1回1包　1日3回　14日分
　🔵 脂肪肝で肝機能検査値がそれほど悪くない症例に対する桂枝茯苓丸（p.80）を併用する定番処方である

大柴胡湯去大黄　1回1包　1日3回　14日分
茵蔯蒿湯　　　　1回1包　1日3回　14日分
　🔵 脂肪肝で肝機能検査値がある程度悪い症例に茵蔯蒿湯（p.16）を併用する使う組み合わせ

大承気湯
ダイジョウキトウ

 133

病態

- 中等度以上の便秘
- 腹満感を伴う
- やや興奮しやすい

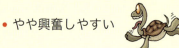

応答

- 快便となり，腹満が取れ，精神的にも安定する

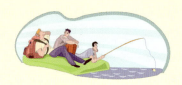

処方のコツ

- けいれんを鎮める作用が破傷風の治療に応用され挿管なしで治った例がある

  133 + 68

留意すべき副作用

- 重大な副作用はない

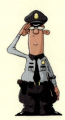

病名

- 常習性便秘
- 神経症

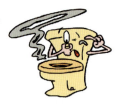 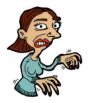

|ダイジョウキトウ

解説

- 大承気湯は，中等度以上の便秘で，典型例では腹満感があって，やや興奮しやすい人ということになっているが，実際には大黄甘草湯(p.186)→調胃承気湯(p.206)と処方をかえても下剤効果が不十分だというだけで選択しても構わない．

- けいれんを鎮める作用が破傷風の治療に応用され，芍薬甘草湯(p.140)と併用して挿管なしで治った例がある(秋田大：中永士師明教授の症例)．

[処方例]　レスポンダーの判定　3日

大承気湯　1回1包　1日3回　14日分
- 最初は1日3回で投与を開始し，便が軟らかくなり過ぎたら，朝→昼の順でスキップし，最終的には夕食後か就寝時1回になる

大承気湯　1回1包　1日3回　7日分
芍薬甘草湯　1回1〜2包　1日3回　7日分
- 破傷風の軽症例では大承気湯の代わりに葛根湯(p.38)を使う．芍薬甘草湯は常に使う．Grade IVは最初から挿管する

大防風湯
ダイボウフウトウ
 97

病態

- 著しい変形を来す関節炎
- 慢性関節炎で衰弱傾向

応答

- 治るはずがないように見える変形が改善する

処方のコツ

- かなり重症なリウマチに
- 鶴の膝のような変形（鶴膝風）

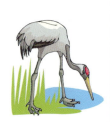

留意すべき副作用

- 偽アルドステロン症
- ミオパチー

＜成分ごと＞

甘草：グリチルリチン酸
- 偽アルドステロン症
- 薬疹

病名

- 関節リウマチ（末期）
- 慢性関節炎（各種）

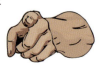
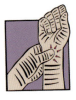

| ダイボウフウトウ

解説

- 大防風湯は，慢性でかなり変形を来す程度まで進んだ関節炎に使うと，治るはずがないように見える変形を改善させる応答を引き出す．
- 関節炎の原因はリウマチ，非特異的な多発性関節炎のどちらでもよいが，著しい変形を来しているという共通項がある．
- ヘバーデン結節にも有効例がある．
- 神経障害性疼痛の行き着く先であるアロディニアに大防風湯と桂枝茯苓丸の併用が十味剉散(じゅうみざさん)の近似処方となり，かなりの有効率を示す．

[処方例] レスポンダーの判定 2週間

大防風湯　1回1包　1日3回　14日分
- 徐々に変形が元に戻る方向に進んでいく

大防風湯　1回1包　1日3回　14日分
桂枝茯苓丸　1回1包　1日3回　14日分
- おおよそ3ヵ月くらい服用すると，アロディニアが緩和してくる．手ごわいときには，桂枝茯苓丸(p.80)に代えて温清飲(p.22)を使う

竹筎温胆湯
チクジョウンタントウ

 91

病態

- 呼吸器の炎症
  ＋湿性咳嗽
- 咳と痰で不眠

応答
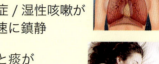
- 炎症/湿性咳嗽が迅速に鎮静
- 咳と痰が鎮まり安眠

処方のコツ
- 湿性咳嗽の第一選択
- ほとんどは抗菌薬を併用

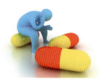

留意すべき副作用
- 偽アルドステロン症
- ミオパチー

＜成分ごと＞

甘草：グリチルリチン酸
- 偽アルドステロン症
- 薬疹

長期投与以外，副作用を気にする必要なし

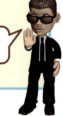

病名
- 気管支炎/湿性咳嗽
- インフルエンザの下気道炎

|チクジョウンタントウ|

解説

- 竹筎温胆湯は，湿性咳嗽の第一選択で，多量の喀痰喀出を円滑にすることで，喀痰による不安・不眠などの精神症状も合わせて改善する応答を引き出す．
- 竹筎温胆湯を投与する時期では，ほとんどの場合は抗菌薬を併用する．
- インフルエンザではいきなり下気道にウイルスが侵入して，喀痰を伴う高度な咳嗽が始まるので，竹筎温胆湯にはインフルエンザという適応症がある．

[処方例] レスポンダーの判定 1日

竹筎温胆湯	1回1包　1日4〜5回　3日分

- 症状がキツいので，最初の3日は1日4〜5回ガンガン行かないと咳嗽が早期に取れない

竹筎温胆湯	1回1包　1日3回　4日分

- 症状の改善がみられたら，服用回数を1日3回にする

竹筎温胆湯	1回1包　1日4回　3日分
滋陰降火湯	1回1包　1日4回　3日分

- 短期間で咳嗽が悪化した場合には，湿性咳嗽の第一選択の竹筎温胆湯とやや長引いた乾性咳嗽に使う滋陰降火湯(p.124)を併用するとよい

治頭瘡一方
ヂヅソウイッポウ

病態

- 顔面や頭部の湿疹
- 皮膚の分泌物
- びらん
- 痂皮

応答

- かゆみが取れて皮膚が綺麗になる

処方のコツ

- 主に若い人に適用（年齢特異性）
- 主に首から上に適用（部位特異性）

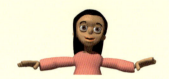

留意すべき副作用

- 偽アルドステロン症
- ミオパチー

＜成分ごと＞

甘草：グリチルリチン酸
- 偽アルドステロン症
- 薬疹

病名

- 湿疹

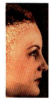

|ヂヅソウイッポウ|

解説

- 治頭瘡一方は，顔面や頭部の分泌物，びらん，痂皮を伴う湿疹を改善する応答を引き出す．
- 主に若い人という年齢特異性と，首から上という部位特異性がある．

[処方例]　レスポンダーの判定　7日

治頭瘡一方　1回1包　1日3回　14日分
- ステロイド外用剤は併用しても構わない

治打撲一方 ヂダボクイッポウ

病態
- 急性期が過ぎても遷延する痛み（慢性打撲）

応答
- 比較的早期に痛みを感じにくくなる

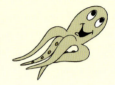

処方のコツ
- 打撲の1〜2週間後くらいなら桂枝茯苓丸を併用するとよい

 +

留意すべき副作用
- 偽アルドステロン症
- ミオパチー

<成分ごと>

甘草：グリチルリチン酸
- 偽アルドステロン症
- 薬疹

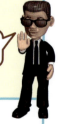

長期投与以外，副作用を気にする必要なし

病名
- 打撲による痛み

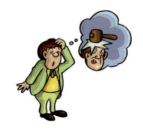

解説

- 治打撲一方は，方剤名に打撲の文字があるので急性打撲の漢方薬とよく誤解される．この漢方薬は江戸時代に日本で考案されたのだが，太古の昔からありふれた外傷である打撲に対処する方法がそれまでなかったと考えるのは不自然である．この漢方薬の使い道は急性打撲ではないのである．

- よくあるのだが，打撲してから1週間以上経っているのに，なかなか打撲の痛みが取れない．つまり局所の微小循環障害が遷延している例が適応となり，しばしば桂枝茯苓丸（p.80）と併用される．

[処方例]　レスポンダーの判定　3日

治打撲一方　1回1包　1日3回　7日分
桂枝茯苓丸　1回1包　1日3回　7日分
　　このような併用の方が効果的である

調胃承気湯
チョウイジョウキトウ

病態
- 大黄甘草湯では応答が不十分
- 熱性疾患で一時的に便秘

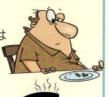

応答
- 一両日中にスッキリする

処方のコツ
- 便秘に腹部膨満感を伴うことが多い

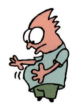

留意すべき副作用
- 偽アルドステロン症
- ミオパチー

＜成分ごと＞

甘草：グリチルリチン酸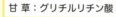
- 偽アルドステロン症
- 薬疹

長期投与以外，副作用を気にする必要なし

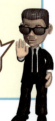

病名
- 便秘

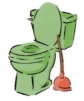

| チョウイジョウキトウ |

解説

- 調胃承気湯は，大黄甘草湯(p.186)よりも切れ味のよい下剤系漢方薬で，熱性疾患で一時的に便秘になったときなどがよい適応である．
- レスポンダーは腹部膨満感を伴うことが多い．

［処方例］　レスポンダーの判定　3日

調胃承気湯　1回1包　1日3回　7日分
　　　　一時的に便秘になった症例では，排便があり次第中止となる

釣藤散
チョウトウサン

 47

病態
- 脳内の循環障害があるような感じ
- 血管抵抗の増加による血圧上昇

応答
- 脳内循環が改善したような感じ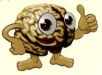
- 血管抵抗の低下 ➡ 血圧下降

処方のコツ
- 高齢者に多い早朝の頭痛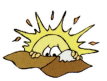
- 中高年の慢性頭痛

留意すべき副作用
- 偽アルドステロン症
- ミオパチー

＜成分ごと＞
甘草：グリチルリチン酸
- 偽アルドステロン症
- 薬疹

病名
- 高血圧随伴症状
- 緊張型頭痛/肩こり

| チョウトウサン |

解説

- 釣藤散は，脳内の循環障害に対して昔はよく使ったが今は使わない，ルシドリール，ニコリン，アデホス，アバン，カラン，チトクロームC，ユベラ，セロクラール，サアミオンなどを投与したくなるような病態に使い，脳内循環が改善するような応答を引き出す．
- 血管抵抗が増加することによる血圧上昇にも使うことができる．中高年に多く，早朝の頭痛を特徴とする．
- 緊張型頭痛と肩こりの二の矢として使える．

[処方例] **レスポンダーの判定** 7日

釣藤散　1回1包　1日3回　14日分
- 有効であれば比較的長期に使うことになる．西洋薬の降圧薬とは併用する

ち　釣藤散

腸癰湯
チョウヨウトウ

N 320

病態
- 回盲部の軽度の炎症と微小循環障害

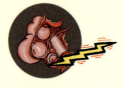

応答
- 回盲部の炎症と微小循環障害を和らげる

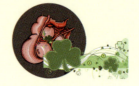

処方のコツ
- 虫垂炎を大黄牡丹皮湯で初期治療したあと症状が遷延したときに用いる

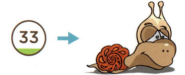

留意すべき副作用
- 重大な副作用はない

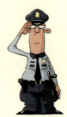

病名
- 急性虫垂炎

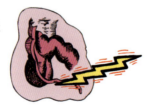

- 月経痛

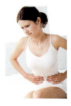

|チョウヨウトウ|

> **解説**
- 腸癰湯は，回盲部の軽度の炎症と微小循環障害を改善させる応答を引き出す．
- 虫垂炎には最初から処方するのではなく，虫垂炎を大黄牡丹皮湯で初期治療したあと症状が遷延したときに用いる．
- 付属器炎があって，痛みだけが数日も取れないので，不眠になってしまう女性にも使える．
- レスポンダーかどうかは，虫垂炎なら1日の服用でわかるが，付属器炎では3日を要す．

[処方例] レスポンダーの判定 基本的に1日

腸癰湯　1回1包　1日3回　7日分
　❶虫垂炎の症状が完全になくなるまで服用を続けた方がよい

猪苓湯
チョレイトウ

㊴ TY 080

病態

- 膀胱の軽い感染症による炎症

- 尿路の結石

- 腰以下の浮腫

応答

- 洗い流し効果で炎症が消退

- 石がポロポロ落ちる

- 浮腫の軽減

処方のコツ

- 浮腫はおばさん系の人が対象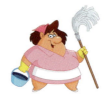

留意すべき副作用

- 重大な副作用はない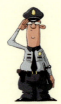

病名

- 急性膀胱炎

- 腎臓・膀胱・尿管結石症

- 腰より下の浮腫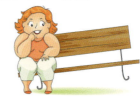

|チョレイトウ|

💬解説
- 猪苓湯は，洗い流し効果くらいで改善する程度の軽症の膀胱炎と，腰より下の浮腫という病態の患者から応答を引き出す．
- 膀胱炎の治療時には，多くの場合抗菌薬が2〜3日間併用される．
- 尿路結石の症例では，石がポロポロ落ちてくる．これは尿の出ない透析患者でも起こるので，尿管の蠕動を亢進させる応答が引き出されている．
- 腰より下の浮腫では，全体に色白でポチャポチャしている（水っぽい）患者（おばさん系）がレスポンダーになる．

[処方例]　レスポンダーの判定　膀胱炎：2日，結石：7日，浮腫：14日

猪苓湯　1回1包　1日3回　14日分
- 腰より下の浮腫では効果を自覚するのに2週間前後かかる

猪苓湯　1回1包　1日3回　7日分
レボフロキサシン　1回500mg　1日1回　2〜3日分
- 膀胱は菌交代が早いので抗菌薬は2〜3日の投与に留めた方がよい

猪苓湯　　1回1包　1日3回　7日分
芍薬甘草湯　1回1包　1日3回　1日分
- 尿管結石の疝痛時では，芍薬甘草湯(p.140)で尿管の攣縮をほどき，猪苓湯で結石を落とす

ち
猪苓湯

猪苓湯合四物湯
チョレイトウゴウシモツトウ
 112

病態
- 軽度〜中等度泌尿器系炎症

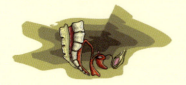

応答
- 炎症が治り冷えや貧血も改善する

処方のコツ
- 排尿困難，排尿痛，残尿感，頻尿などが慢性化して反復する

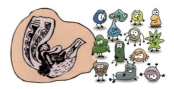

留意すべき副作用
- 重大な副作用はない

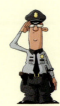

病名
- 慢性膀胱炎
- 排尿障害

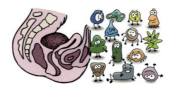

|チョレイトウゴウシモツトウ|

解説

- 猪苓湯合四物湯は，軽度〜中等度の泌尿器系の慢性炎症があり，排尿困難，排尿痛，残尿感，頻尿などが反復する厄介な病態に投与すると，悪循環から脱却させる応答を引き出す．
- 奏効すると，合併症としての冷えや貧血も改善する．

［処方例］ レスポンダーの判定 4日

猪苓湯合四物湯　1回1包　1日3回　14日分
　　定期的に検尿（沈渣）を組み込みながら，じっくり投与して，慢性尿路感染の泥沼から助け出す

通導散
ツウドウサン

病態

- 微小循環障害
  - 皮膚
  - 骨盤
- 中等度の炎症
- 便秘

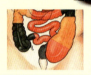

応答

- 微小循環障害改善
  ➡ 骨盤内臓器機能改善

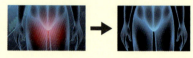

- 腫脹・皮下出血の消退

- 快便

処方のコツ

- 打撲には，便秘がなくても，2日間は使いたい

留意すべき副作用

- 偽アルドステロン症
- ミオパチー

＜成分ごと＞

甘草：グリチルリチン酸
- 偽アルドステロン症
- 薬疹

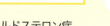

長期投与以外，副作用を気にする必要なし

病名

- 月経異常
- 更年期障害
- 便秘
- 打撲傷

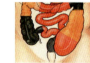
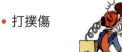

|ツウドウサン|

解説

- 通導散は，中等度から重度の微小循環障害とそれに付随する炎症，さらには便秘に対しても，速やかに改善する応答を引き出す．
- 打撲症の第一選択である．打撲による腫脹，発赤，皮下出血，打撲に伴う疼痛などを2〜3日でほとんど治してしまう勢いがある．
- 下剤効果がそこそこあるので，全く便秘のない人に投与すると3日目以降に便が緩くなって服用継続できなくなるので，3日目以降は桂枝茯苓丸で対処する．

[処方例]　レスポンダーの判定　1日

通導散　1回1包　1日3回　5日分
　❗ある程度の便秘がある打撲症の患者にはこのように

通導散　1回1包　1日3回　2日分
　終了後
桂枝茯苓丸　1回1包　1日3回　5日分
　❗便秘のない打撲症の患者には通導散のあと桂枝茯苓丸(p.80)を飲む

通導散　1回1包　1日3回　14日分
　❗月経関連症状または更年期障害にある程度の便秘を伴う患者に

つ
通導散

桃核承気湯
トウカクジョウキトウ

 61

病態

- 骨盤腔内微小循環障害
- 筋金入りの便秘
- 近寄りがたいイライラ

応答

- 快便となり，精神も安定する
- 月経困難症が改善する

処方のコツ

- 特別養護老人ホームの職員が絶賛！
- 透析患者に大好評！

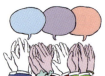
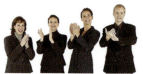

留意すべき副作用

- 偽アルドステロン症
- ミオパチー

＜成分ごと＞

甘草：グリチルリチン酸
- 偽アルドステロン症
- 薬疹

病名

- 月経関連症状
- 月経・産後の不安
- 機能性便秘

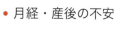

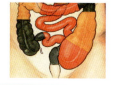

| トウカクジョウキトウ |

解説

- 桃核承気湯は，従来は，筋金入りの便秘で，放っておくと1週間以上排便がない，精神的にもイライラしている女性専用下剤系漢方薬であると考えられていた．

- しかし最近では，透析患者にみられる水分を取られて乾燥が激しい便秘や，特別養護老人ホームの入居者や療養病床の入院患者のように腸蠕動が極端に弱まっている患者に投与すると，普通便が楽に出ることが明らかになり，この漢方薬の特徴の理解が変化してきている．

処方例
レスポンダーの判定　3日

桃核承気湯　1回1包　1日3回　7日分
- 強い下剤系漢方薬だと思われていたが，たとえ効き過ぎても腸がキリキリ痛んだりはせず，やや便が緩くなる程度で済む

Column：強い漢方薬はない!?

従来は桃核承気湯は強い下剤で「比較的体力がある人」に投与すると言われてきた．しかし，漢方薬はどれも微量の化合物の集合体なので，西洋薬に比べると全て弱い薬である．強い応答を引き出す漢方薬が，強い薬のようにみえるだけである．ゆえに「体力がある人」に用いられると言われてきた漢方薬は，「強い応答が必要な人」と言いかえる必要がある．特別養護老人ホーム入居者レベルになると，蠕動も弱く大腸の機能が全般的に低下しているので，このような場合こそ桃核承気湯による強い応答が必要となるのである．

当帰飲子
トウキインシ

(86)

病態

- 皮膚の乾燥と瘙痒感を伴う慢性皮膚疾患

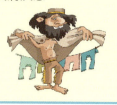

応答

- 皮膚が潤い瘙痒感が軽減する

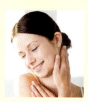

処方のコツ

- 発赤や浸出液を伴わない
- 難治性皮膚疾患に消風散併用で対処

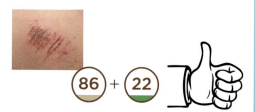

86 + 22

留意すべき副作用

- 偽アルドステロン症
- ミオパチー

＜成分ごと＞

甘草：グリチルリチン酸

- 偽アルドステロン症
- 薬疹

長期投与以外，副作用を気にする必要なし

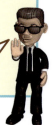

病名

- 湿疹

- 皮膚瘙痒症

|トウキインシ|

解説

- 当帰飲子は，皮膚の乾燥と瘙痒感を伴う慢性皮膚疾患の患者に対し，皮膚が潤い瘙痒感が軽減する応答を引き出す．
- 患部は，赤味を帯びておらず，ジクジクでもないのが当帰飲子の適応．
- 以前は，透析患者の乾燥・瘙痒によく用いられたが，思いのほか効果がなかったので，現在はほとんど使われていない．むしろ，透析患者には滋陰降火湯(p.124)がよいようである．

[処方例]　レスポンダーの判定　7日

当帰飲子　1回1包　1日3回　7日分
　単独で使う場面はほとんどない

当帰飲子　1回1包　1日3回　14日分
温清飲　　1回1包　1日3回　14日分
　乾燥傾向の強いアトピー性皮膚炎には温清飲(p.22)と併用して使ってみる

当帰飲子　1回1包　1日3回　14日分
消風散　　1回1包　1日3回　14日分
　乾燥傾向が強く，患部が苔癬化しているような，手強い尋常性乾癬には消風散(p.160)と併用するとなかなかの効果を示す

当帰建中湯
トウキケンチュウトウ

病態
- 微小循環障害があり，性器出血・痔出血を伴う女性

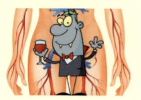

応答
- 身体が温まり，月経関連症状が消え，出血も止まる

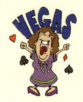

処方のコツ
- レスポンダーは疲れやすくて冷え症

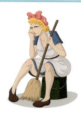

留意すべき副作用
- 偽アルドステロン症
- ミオパチー

＜成分ごと＞

甘草：グリチルリチン酸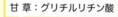
- 偽アルドステロン症
- 薬疹

病名
- 月経痛
- 痔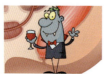
- 脱肛の痛み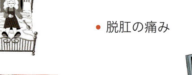

| トウキケンチュウトウ

解説

- 当帰建中湯は，微小循環障害があり，性器出血・痔出血を伴う女性に使うと，身体が温まり，月経関連症状が消え，出血も止まる応答を引き出す．
- 疲れやすくて，冷え症の女性はレスポンダーになりやすい．

[処方例] レスポンダーの判定 4日

当帰建中湯　1回1包　1日3回　14日分
- 出血が多ければ，当初は1日4〜5回の投与が必要になる

当帰四逆加呉茱萸生姜湯

トウキ シギャクカ ゴ シュ ユ ショウキョウトウ

病態
- 熱産生能の低下
- 手足にまで熱が行き渡らない

応答
- 熱産生量が増加すると手足にまで熱が行き渡る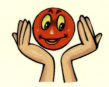

処方のコツ
- 冷えによる頭痛・腹痛・腰痛
- 手足への血行不良にも使える

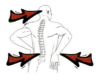 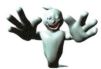

留意すべき副作用
- 偽アルドステロン症
- ミオパチー

＜成分ごと＞

甘草：グリチルリチン酸
- 偽アルドステロン症
- 薬疹

長期投与以外，副作用を気にする必要なし

病名
- 手足の冷え
- 冷えに伴う ｛頭痛／腹痛／腰痛｝
- しもやけ
- 骨盤内うっ血症候群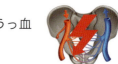

| トウキシギャクカゴシュユショウキョウトウ |

解説

- 当帰四逆加呉茱萸生姜湯は，褐色脂肪細胞による熱産性能が低下した結果，手足に十分な熱を供給できなくなって手足が冷える病態に対して，アディポネクチンを増やし，褐色脂肪細胞の働きを促進する．これらにより熱産生量の総量が増えると，手足にまで熱を供給する余裕が生じるので，結果として手足が温まる．

- 熱だけでなく，実際に血流が不足して，手足が青くなった症例でも改善するので，血流を改善する応答を引き出すこともできると考えられる．

[処方例] レスポンダーの判定 7日

当帰四逆加呉茱萸生姜湯　1回1包　1日3回　14日分
- 寒い季節だけ服用している患者がいる．振動障害の患者の皮膚温を上げることもできる．「しもやけ」というkey wordを聞いたら即決で処方する

当帰芍薬散
トウキシャクヤクサン

23 / TY 085

病態

- 骨盤内の微小循環障害
- 貧血傾向
- 下肢の浮腫・冷え

応答

- 骨盤内の微小循環が改善し婦人科関連の症状が軽快
- 下肢の浮腫と冷えの改善
- 鉄欠乏性貧血に対し鉄剤に匹敵する効果

処方のコツ

- 気だるい雰囲気
- 妊婦の聖薬

留意すべき副作用

- 重大な副作用はない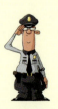

病名

- 月経関連症状
- 子宮筋腫・内膜症
- 鉄欠乏性貧血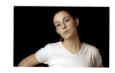

|トウキシャクヤクサン|

解説

- 当帰芍薬散は，数ある微小循環障害改善薬のひとつで，特に骨盤内の微小循環障害と貧血・下肢の浮腫と冷えに対する応答を引き出す．

- 患者の第一印象は，色白で，身体が気だるそうで，この人はやる気あるのか？というタイプである．

- 鉄欠乏性貧血の患者で鉄剤で胃腸症状の出る人に投与した臨床研究では，ヘモグロビンの改善は鉄剤と有意差がなかったので，鉄代謝に何らかの影響を与えている可能性がある[1]．おそらく貯蔵鉄を有効に使う応答を引き出していると考えられる．

[処方例] レスポンダーの判定 7日

当帰芍薬散　1回1包　1日3回　14日分
　　有効例では1週間くらいから効果が出始める

---

1) 赤瀬朋秀，望月眞弓，佐川賢一ほか：疫学的手法も用いた漢方薬の薬効および経済性の評価 ―鉄欠乏性貧血に対する当帰芍薬散の効果―．産婦人科漢方研究のあゆみ，13：62-65, 1996.

当帰芍薬散加附子

トウキシャクヤクサンカブシ

S29

病態

- 骨盤内の微小循環障害
- 下肢の浮腫・強い冷え
- 貧血傾向

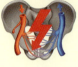

応答

- 骨盤内の微小循環が改善し婦人科関連の症状が軽快
- 下肢の浮腫・強い冷えの改善
- 鉄欠乏性貧血に対し鉄剤に匹敵する効果

処方のコツ

- 気だるい雰囲気
- 妊婦の聖薬
- 当帰芍薬散よりも冷えが強い人に

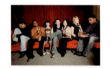

留意すべき副作用

- 重大な副作用はない

病名

- 月経関連症状
- 子宮筋腫・内膜症
- 鉄欠乏性貧血

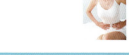

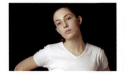

|トウキシャクヤクサンカブシ|

解説

- 当帰芍薬散加附子は，数ある微小循環障害改善薬のひとつで，特に骨盤内の微小循環障害と貧血・下肢の浮腫と強い冷えに対する応答を引き出す．

- 患者の第一印象は，顔色が青白くて，身体が気だるそうで，やる気なさそうというタイプである．

- 当帰芍薬散(p.226)は，鉄欠乏性貧血の患者で鉄剤で胃腸症状の出る人に投与した臨床研究で，鉄剤と有意差のない成績を示しており，当帰芍薬散加附子にも同様の効果があると推測される[1]．

[処方例] **レスポンダーの判定** 7日

当帰芍薬散加附子　1回1包　1日3回　14日分
- 有効例では1週間くらいから効果が出始める

と
当帰芍薬散加附子

----

1) 赤瀬朋秀, 望月眞弓, 佐川賢一ほか：疫学的手法も用いた漢方薬の薬効および経済性の評価 ─鉄欠乏性貧血に対する当帰芍薬散の効果─．産婦人科漢方研究のあゆみ, 13：62-65, 1996.

当帰湯
トウキトウ

102

病態

- 虚血性心疾患のない狭心症様症状
- 寒冷による胸痛・腹痛

応答

- 胸痛・腹痛が速やかに消失する

処方のコツ

- 典型例では痛みが背中から胸に抜ける
- 必ずしもこれにこだわる必要はない

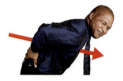

留意すべき副作用

- 偽アルドステロン症
- ミオパチー

＜成分ごと＞

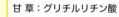
甘草：グリチルリチン酸
- 偽アルドステロン症
- 薬疹

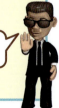
長期投与以外，副作用を気にする必要なし

病名

- 仮性狭心症
- 心臓神経症

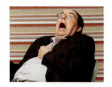

| トウキトウ

解説

- 当帰湯は，循環器内科で治療が必要な虚血性心疾患が否定されたにもかかわらず，胸痛を訴える患者に対し，痛みを鎮める応答を引き出す．
- 典型的には，痛みは背中から胸に抜けるベクトルを持っていると言われるが，必ずしもこれにこだわる必要はなく，単に胸あたりが痛いという症状があれば十分である．

[処方例] レスポンダーの判定 2日

当帰湯　1回1包　1日3回　7日分
　　　❶症状がよくなり次第中止して，頓服に移行する

二朮湯
ニジュツトウ

  88

病態
- 肩関節周囲の炎症

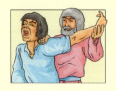

応答
- 肩関節が楽に動かせる

処方のコツ
- 肩関節のリハビリ中の服用で相乗効果あり
- ブシ末で効果増強

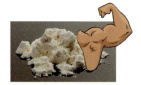

留意すべき副作用
- 間質性肺炎
- ミオパチー
- 黄疸
- 偽アルドステロン症
- 肝機能障害

＜成分ごと＞

甘草：グリチルリチン酸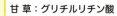
- 偽アルドステロン症　・薬疹

黄芩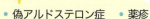
- 間質性肺炎
- 肺機能障害

長期投与以外，副作用を気にする必要なし

病名
- 肩関節周囲炎

| ニジュツトウ |

解説

- 二朮湯は，肩関節周囲炎専用の漢方薬である．肩関節は可動域が広いので構造上，支持組織が複雑であるため，この関節と周囲に起こる炎症のパターンは他の関節とは異なり，浮腫の要素が少ない．
- 五十肩という適応症は限定的過ぎるきらいがある．
- 腱板損傷など，肩関節疾患後のリハビリに使用すると，可動域の回復が早くなることが理学療法士の間で定評になっている．

処方例　レスポンダーの判定 7日

二朮湯　1回1包　1日3回　14日分
- 症状が強い投与早期には1日4〜5回の服用が勧められる

桂枝加（苓）朮附湯　1回1包　1日3回　14日分
- 二朮湯で効果がないときには，肩関節周囲というよりは，肩関節そのものに炎症が起こっている可能性があるので桂枝加（苓）朮附湯（p.72）に変更するとドラマチックな応答が引き出されることがある

二朮湯

二陳湯 ニチントウ

81 / TY 087

病態
- 胃内の水分停滞が吐き気を誘発

応答
- 胃内の水分停滞が解消し吐き気も改善

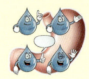

処方のコツ
- 併発する症状としての吐き気に追加処方として使ってみる

 + 81

留意すべき副作用
- 偽アルドステロン症
- ミオパチー

<成分ごと>

甘草：グリチルリチン酸
- 偽アルドステロン症
- 薬疹

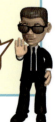

長期投与以外，副作用を気にする必要なし

病名
- 悪心・嘔吐

|ニチントウ|

解説
- 二陳湯は，単純な吐き気止めであり，胃内の水分停滞が吐き気を誘発するような病態に投与するとサッと吐き気がなくなる応答を引き出す．

[処方例] **レスポンダーの判定** 1日

二陳湯　1回1包　1日3回　1日分
- 吐き気がなくなれば服用を中止してよい

二陳湯

女神散
ニョシンサン

67

病態
- 主に骨盤内の微小循環障害
- 隠蔽している精神不安定状態

応答
- 微小循環が改善 →月経関連症状改善
- 精神症状も安定する

処方のコツ
- 他人からしっかり者と言われ自分もそうなろうとしている
- のぼせの強いことが多い

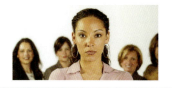
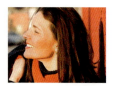

留意すべき副作用
- 偽アルドステロン症
- ミオパチー
- 肝機能障害
- 黄疸

＜成分ごと＞

甘草：グリチルリチン酸
- 偽アルドステロン症
- 薬疹

病名
- 月経関連症状
- 神経症 心身症
- 産前産後の神経症

| ニョシンサン |

解説

- 女神散は，女性の多愁訴に使う代表的な方剤のひとつであるが，訴える内容が受診するたびに変わらない．
- Key wordは「しっかり者」である．周りからいつも「しっかり者」と言われて来て，本人もそうあろうと思って来たが，実際には「しっかり者」であり続けるのはかなり辛いことであり，その緊張感が多愁訴の原因になっている．
- そんな心理分析をするとその場で泣き崩れてしまうが，次の受診時には吹っ切れて明るくなっている場合が多い．

[処方例]　レスポンダーの判定　2週間

女神散　1回1包　1日3回　14日分
　　　　❶鎮静薬の併用は特に必要ない

女神散

人参湯
ニンジントウ

32 / TY 088

病態
- 胃腸が冷えて水っぽい炎症
- 胃腸消化機能低下

応答
- 胃腸機能の正常化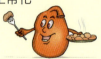
- 下痢が速攻で治る

処方のコツ
- 唾液が口から溢れる
- 胃腸が弱い人が長期投与で丈夫になる

留意すべき副作用
- 偽アルドステロン症
- ミオパチー

＜成分ごと＞

甘草：グリチルリチン酸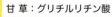
- 偽アルドステロン症
- 薬疹

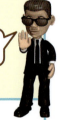
長期投与以外，副作用を気にする必要なし

病名
- 胃腸炎
- 機能性下痢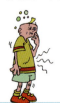
- 機能性ディスペプシア

| ニンジントウ

解説

- 人参湯は，広く胃腸炎に使われる．炎症に加えて腸管が水っぽくなっており，そのせいで患者は自覚的にお腹が冷えた感じを持つが，他覚的にお腹を触ると冷たいという意味ではない．
- ちょっと油断した食べ方をするとすぐ下痢になってしまう人に向いている．2包のんだらそれで下痢は止まってしまうのが普通．
- 「私は胃腸が弱いんです」という人に長期にのませると数ヵ月で胃腸が丈夫になったという自覚が得られる．

[処方例]　レスポンダーの判定　急性下痢：1回，胃腸虚弱：3ヵ月

人参湯　1回2包　頓服
- 普段から胃腸が弱い人だけでなく，普段は余りお腹をこわさない人でも飲み方は同じだが，便の性状は水様

人参湯　1回1包　1日3回　14日分
- 胃腸が丈夫になった感触が得られるまでじっくり飲み続ける

人参湯　1回1包　1日6回　7日分
真武湯　1回1包　1日6回　7日分
- 衰弱が極限にまで達した状況にしか使えないが，人参湯と真武湯(p.172)を合わせると茯苓四逆湯という漢方薬の最終兵器になる

人参湯

人参養栄湯
ニンジンヨウエイトウ

108

病態

- 免疫機構弱体化
- 易感染性
- 体力・食欲低下
- 神経細胞障害
- しびれ

応答

- 抗病反応と感染防御能が回復
- 体力と食欲が回復
- 神経細胞保護

処方のコツ

十全大補湯とはここが違う

- 造血作用がある
  - 骨髄異形成症候群
  - 再生不良性貧血
- 寝汗
- 臓器特異性：肺

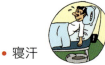
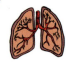

留意すべき副作用

- 偽アルドステロン症
- ミオパチー
- 肝機能障害
- 黄疸

＜成分ごと＞

甘草：グリチルリチン酸
- 偽アルドステロン症
- 薬疹

病名

- 免疫能低下
- 食欲不振
- 倦怠感
- 肺がん／肺転移
- 貧血
- 末梢神経障害

|ニンジンヨウエイトウ|

解説

- 人参養栄湯は，十全大補湯(p.144)と同じく，がんや重病で免疫機構が根こそぎやられて，患者はヘロヘロ，ヨレヨレになっている場合に使用される．易感染性も増し，消化管機能も全般的に低下するため，日和見感染や重度の食欲不振に陥る．
- 十全大補湯との相違点は，造血・精神安定作用があることと，肺という臓器特異性を持っていることである．
- 神経細胞が障害されているときに，その保護作用を発揮してしびれが改善する．

[処方例]　レスポンダーの判定　14日

人参養栄湯　1回1包　1日3回　14日分
- 肺がん，肺転移には第一選択だが長期投与が必要となる．骨髄異形成症候群の有効率は1〜2割だが輸血しか治療法がないので試してみる価値はある．抗がん剤による末梢神経障害にも，牛車腎気丸(p.96)とは違う神経細胞保護という作用機序を発揮する．牛車腎気丸との併用が勧められる．

人参養栄湯　1回1包　1日3回　14日分
加味帰脾湯　1回1包　1日3回　14日分
- 再生不良性貧血では，人参養栄湯が赤血球，加味帰脾湯(p.42)が血小板の増加を担う．前者は3ヵ月，後者は1〜1.5年で効果が出始める

人参養栄湯

排膿散及湯
ハイノウサンキュウトウ

病態
- 細菌感染による炎症
- 化膿巣の形成
- 炎症による組織の荒廃

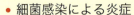

応答
- 化膿巣が吸収または自潰する
- 荒廃した組織の修復が促進される

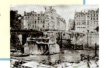

処方のコツ

化膿が進んだものを自潰させる　【排膿散】

及

化膿の初期に使い吸収させる・散らせる　【排膿湯】

→ 化膿性疾患のあらゆる病期に抗炎症作用を発揮

吉益東洞

留意すべき副作用
- 偽アルドステロン症
- ミオパチー

＜成分ごと＞

甘草：グリチルリチン酸

- 偽アルドステロン症
- 薬疹

長期投与以外，副作用を気にする必要なし

病名
- 膿皮症
- 副鼻腔炎
- 歯槽膿漏
- 肛門周囲膿瘍
- 麦粒腫

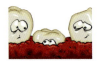

| ハイノウサンキュウトウ

解説

- 排膿散及湯は，細菌感染に対する抗菌作用と，その結果生じた炎症を抑制する応答を引き出す．適当な抗菌薬を選択することが必要条件であることは自明である．
- 抗菌薬による感染症の治療では，抗菌薬を開始した時点から先の細菌の増殖は抑制できるが，それまでにすでに起こっている炎症を鎮めることは，ステロイドが有効な場面を除いては，患者の抗炎症能力に依存している．排膿散及湯は，西洋薬には不可能であるこの能力を賦活する応答を引き出す．

[処方例]　レスポンダーの判定　1日

排膿散及湯　1回1包　1日4〜5回　7日分
- 細菌感染がある程度収束してくるまでは，1日4〜5回の服用が必要である

排膿散及湯　1回1包　1日3回　14日分
- 歯槽膿漏の治療では，1日3回で比較的長期の投与が必要となる

排膿散及湯　1回1包　1日4回　7日分
荊芥連翹湯　1回1包　1日4回　7日分
フロモックス100mg　1回1錠　1日3回　7日分
- 副鼻腔炎が蓄膿症の様相を呈して，急性化膿性の病態になっているときには，副鼻腔炎の基本処方である荊芥連翹湯(p.60)＋抗菌薬に排膿散及湯を追加するとよい

は
排膿散及湯

麦門冬湯
バクモンドウトウ

 29

病態

- アクアポリン5が閉じている
- 気管内皮細胞の脱水
- 乾いた激しい咳

応答

- アクアポリン5が開く
- 気管内皮細胞が潤う
- 咳が鎮まる

  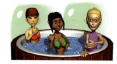 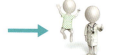

処方のコツ

- 気管の炎症が発症して2〜3日以内しか応答しない
- 日中の咳き込み

留意すべき副作用

- 間質性肺炎
- ミオパチー
- 黄疸
- 偽アルドステロン症
- 肝機能障害

＜成分ごと＞

甘草：グリチルリチン酸
- 偽アルドステロン症
- 薬疹

長期投与以外，副作用を気にする必要なし

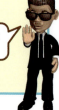

病名

- 気管支炎
- 口腔内乾燥症
- 嗄声

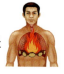

| バクモンドウトウ

解説

- 麦門冬湯は，気道，口腔内，喉頭で，何らかの原因で閉じているアクアポリン5を開いて，細胞内に水を導き入れ，細胞内脱水を解消することで，乾性咳嗽，口腔乾燥，嗄声などを改善する応答を引き出す．
- 薬効の切れるまでの時間が比較的短いので，症状がぶり返して来たら，すぐに次の分を服用する．
- このタイプの乾性咳嗽は，主に日中に激しく出て，顔が赤くなることもある．乾燥して気道にへばりついている痰を剥がすために咳をしている印象．

[処方例] レスポンダーの判定 1日

麦門冬湯　1回1包　1日4〜5回　7日分
　　薬効が短いので飲み始めはどうしても服用量が多くなる

八味地黄丸
ハチミジオウガン

病態

- 生まれながらの生命力の低下
  ＝老化

- 下半身の機能低下

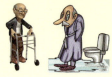

応答

- 老化が緩やかになる
  ＝slow aging
- 下半身元気＝疲れにくい

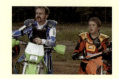

処方のコツ

- 胃腸が丈夫じゃないと飲み続けられない

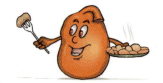

留意すべき副作用

- 重大な副作用はない

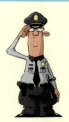

病名

- 坐骨神経痛
- 老化による腰痛

- 排尿障害

- 不妊症（男女共）

- 老化による易疲労

| ハチミジオウガン

解説
- 八味地黄丸(八味丸)は，高齢者の泌尿器・生殖器・下肢筋の衰えを改善するという触れ込みであるが，月単位の長期投与になるので，果たして本当に有効だったかどうかの判断は難しいことが多い．
- 40歳くらいの女性の不妊症で人工授精を行なっている例で，卵子のアンチエイジング効果により，受精率が上がったという報告がある[1]．

[処方例] レスポンダーの判定 1～3ヵ月

八味地黄丸　1回1包　1日3回　14日分
- 最初の2週間投与は胃腸症状が出ないかどうかを見極める期間である

八味地黄丸　1回1包　1日3回　28日分
- 胃腸症状が出なければ2回目からは4週間処方を行う

----

1) 志馬千佳, 蔭山充：アンチエイジングを目的とする"八味地黄丸"により妊娠に至った難治性不妊50症例の検討．産婦人科漢方研究のあゆみ, 25：99-105, 2008.

半夏厚朴湯
ハンゲコウボクトウ

⑯ TY 093

病態

- 咽喉部の炎症/異常な感覚
- 抑うつ状態

応答

- のどが気にならなくなる
- 気分が明るくなる
- 家から出たくない人を家から出たくする効果

処方のコツ

- メモの証（花輪壽彦氏）

「先生に伝えることを忘れないようにメモに書いてきました」
「即決で半夏厚朴湯！」

嚥下反射の改善に使ってもほとんどよくならない

留意すべき副作用

- 重大な副作用はない

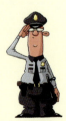

病名

- 全般性不安障害
- 食道神経症
- 咽喉頭異常感症

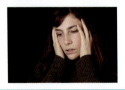

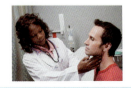

| ハンゲコウボクトウ |

解説

- 半夏厚朴湯は，咽喉部の異常感覚を伴う炎症と純粋に精神的な抑うつ状態に使われるが，咽喉部に炎症がない場合もあると考えられる．
- 咽頭との境界線は食道の第一狭窄であり，詰まった感じは生理的現象なので通常は意識しない．しかし一旦気になり始めると，本当に狭いので詰まる感覚が取れない．半夏厚朴湯の服用で咽喉を気にする感覚が薄れていく．
- 嚥下反射が低下してむせたり誤嚥したりするときに有効との報告もあるが，実際にはほとんど効果はない．
- 孤独を好んで家から出たくない人が，外交的になって外出するようになることがある．

[処方例] レスポンダーの判定 7日

半夏厚朴湯　1回1包　1日3回　7日分

❗ 短期に大量に服用するような病態はない．通常量で問題ない．自覚症状を話すときにメモを見ながら話していたら即決で半夏厚朴湯を処方するとよい．花輪壽彦氏はこれを「メモの証」と命名した

は
半夏厚朴湯

半夏瀉心湯
ハンゲシャシントウ

14 TY094

病態

- 胃腸の激しい炎症
- 口腔粘膜の激しい炎症
- 腸管の心身症

応答

- 胃腸と口腔粘膜の炎症が迅速に消退する
- 数日で普通便になる

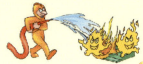
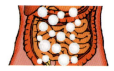

処方のコツ

お腹がゴロゴロ鳴る発酵性下痢を呈する

留意すべき副作用

- 間質性肺炎
- ミオパチー
- 黄疸
- 偽アルドステロン症
- 肝機能障害

＜成分ごと＞

甘草：グリチルリチン酸
- 偽アルドステロン症
- 薬疹

黄芩
- 間質性肺炎
- 肺機能障害

長期投与以外，副作用を気にする必要なし

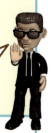

病名

- 急性胃腸炎
- 口腔粘膜炎
- 下痢型過敏性腸症候群

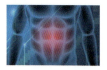

| ハンゲシャシントウ |

解説

- 半夏瀉心湯は，胃腸や口腔内の激しい炎症と腸管の心身症的症候という2つの異なる病態に使われる．
- 胃腸炎は食物性，薬物性，細菌性が中心で，便の正常は醗酵性である．ウイルス性は水様性なので炎症の病態が異なる．あくまでも激しい胃腸炎が対象なので，病状が改善すると半夏瀉心湯では応答しなくなる．
- 心因性の典型は下痢型過敏性腸症候群であるが，著者は顕在化はしていないが，何らかの腸の炎症が介在しているのではないかと考える．

[処方例]　レスポンダーの判定　胃腸・口腔内：1日，腸管：3日

半夏瀉心湯　1回1包　1日4〜5回　7日分
- 激しい腸管の炎症を終息させるためには1日4〜5回の服用は当たり前

半夏瀉心湯　1回1包　1日3〜4回　7日分
- 激しい口内炎，口腔粘膜炎の治療には電子レンジでチンして水薬にして直接口腔粘膜や舌に馴染ませることが必須である

半夏瀉心湯　1回1包　1日3回　14日分
- 腸管の心身症が対象のときには1〜2週間投与して様子をみる．効果が出ると行動範囲が劇的に広がるので，患者からは世界が変わったと言われる

半夏白朮天麻湯

ハンゲ ビャクジュツテン マトウ

病態

- いろいろなめまい

- 内耳水分バランスの変調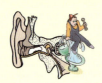

応答

- 内耳水分バランスの変調が正常化する

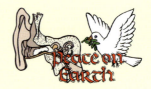

処方のコツ

- 胃腸が弱く四肢が冷える人は効きやすい

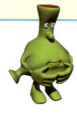 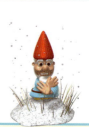

留意すべき副作用

- 重大な副作用はない

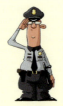

病名

- めまい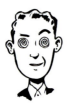
- 起立性低血圧症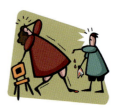

| ハンゲビャクジュツテンマトウ |

解説

- 半夏白朮天麻湯は，内耳に限局する浮腫を軽減して，各種めまいを改善する応答を引き出す．
- 胃腸が弱く，四肢が冷える人にはレスポンダーが多く，単にめまいという症状だけを取り上げて処方すると，意外と有効率が低い．

[処方例] レスポンダーの判定 14〜28日

```
半夏白朮天麻湯  1回1包  1日3回  28日分
五苓散  1回2包  頓服(めまい増悪時)
```
- 効果が出るまでに時間がかかるので，服用途中でめまい発作が出現したときには，五苓散(p.102) 2包の頓服で凌ぐ

半夏白朮天麻湯

白虎加人参湯

ビャッコカニンジントウ

病態

- 熱性疾患の遷延
- ほてりのある皮膚疾患
- 口渇のある疾患

応答

- 解熱して快方に向かう
- 皮膚のほてりが取れる
- 口渇が収まる

処方のコツ

- 急ぎ冷やす必要がある場合
- 急ぎ潤す必要がある場合

留意すべき副作用

- 偽アルドステロン症
- ミオパチー

＜成分ごと＞

甘草：グリチルリチン酸
- 偽アルドステロン症
- 薬疹

長期投与以外，副作用を気にする必要なし

病名

- 口渇・ほてり
- 急性/慢性皮膚炎
- 尋常性乾癬
- アトピー性皮膚炎

| ビャッコカニンジントウ

解説

- 白虎加人参湯は，熱性疾患が遷延して，ほてりや口渇が耐え難いほど強いときに，強力に冷やして潤す応答を迅速に引き出す．
- 尋常性乾癬やアトピー性皮膚炎で，熱感を伴う乾燥が強いときに補助的に併用薬として使われる．

[処方例]　**レスポンダーの判定** 3日

白虎加人参湯　1回1包　1日3回　7日分
- 発熱して身体が熱いというだけで使うのではなく，乾燥が併発していることを確認することが重要

白虎加人参湯　　　　1回1包　1日3回　14日分
桂枝茯苓丸加薏苡仁　1回1包　1日3回　14日分
- 尋常性乾癬の主薬は皮膚の微小循環改善薬である桂枝茯苓丸加薏苡仁(p.82)で，熱っぽくて乾燥が強いときに白虎加人参湯を併用

白虎加人参湯　1回1包　1日3回　14日分
温清飲　　　　1回1包　1日3回　14日分
- アトピー性皮膚炎の主薬は皮膚症状がゴベゴベで汚いときに使うのが温清飲(p.22)で，熱っぽくて乾燥が強いときに白虎加人参湯を併用

茯苓飲
ブクリョウイン

(69)

病態

- 食道の蠕動障害・胃液の逆流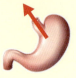

- 胃の蠕動障害・胃内水分過多

応答

- 食道の順蠕動回復・逆流解消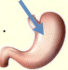

> 食道がターゲットの唯一の薬剤

- 胃の運動能回復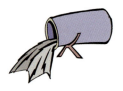

処方のコツ

- 食道の順蠕動が回復することで症状がよくなる病態に適用される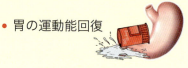

留意すべき副作用

- 重大な副作用はない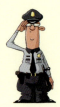

病名

- 逆流性食道炎
  ランソプラゾールと併用
- 悪心・嘔吐
- 頑固なしゃっくり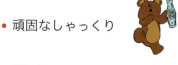
- 胃切除・胃全摘後の逆流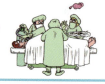

|ブクリョウイン|

解説

- 茯苓飲は，食道がターゲットの唯一の漢方薬で，食道の順蠕動を正常化する応答を引き出す．
- 噴門が緩んで起こる逆流性食道炎や胃切除・胃全摘後の食道方向への逆流は容易に改善できる．

[処方例]　レスポンダーの判定　1日

茯苓飲　1回1包　1日3回　14日分
　　❶胃全摘術後の逆流性食道炎では併用薬はない

茯苓飲　1回1包　1日3回　14日分
ランソプラゾール15〜30mg　1回1錠　1日1回　14日分
　　❶胃切除術後や通常の逆流性食道炎ではPPIを併用する

茯苓飲　　　1回1包　1日3回　14日分
黄連解毒湯　1回1包　1日3回　14日分
　　❶ねっとり型口臭症に使ってみる

ふ
茯苓飲

茯苓飲合半夏厚朴湯

ブクリョウイン ゴウハン ゲ コウボクトウ

 116

病態

- 食道蠕動障害・胃液逆流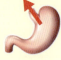

- 抑うつ状態

- 小腸が動かずガスだらけ

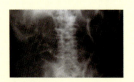

応答

- 食道順蠕動回復・逆流解消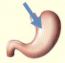

- 気分爽快

- ガスが減って腹部膨満解消

処方のコツ

 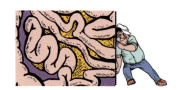

- 逆流によって精神的な影響まで受ける人に
- 小腸だけ動かしたいとき

留意すべき副作用

- 重大な副作用はない

病名

- 上部消化管機能異常
- 鼓腸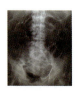

| ブクリョウインゴウハンゲコウボクトウ |

解説

- 茯苓飲合半夏厚朴湯は，茯苓飲(p.256)と半夏厚朴湯(p.248)の合方で，食道の蠕動が障害されているため胃液が逆流して，その不快な症状が続くせいで抑うつ状態になった人に，食道の蠕動を回復させて逆流を解消し，その結果気分が爽快になるという応答を引き出す．

- 逆流性食道炎とは全く異なる病態であるが，小腸にガスが貯留して動かなくなり鼓腸を呈する場合に，小腸全体をドドーッと動かす応答を迅速に引き出す．西洋薬には小腸だけを動かす薬剤が存在しないので重宝する．

[処方例]　レスポンダーの判定　1日

茯苓飲合半夏厚朴湯　1回1包　1日3回　14日分
- 抑うつを伴う逆流性食道炎に継続して投与する．抑うつがなくなれば茯苓飲だけに変方してもよい

茯苓飲合半夏厚朴湯　1回2包　頓服
茯苓飲合半夏厚朴湯　1回1包　1日3回　7日分
- 小腸ガスの貯留例には，1回目は2包頓服で投与すると1時間以内に小腸全体が動き始める．その後は，1回1包　1日3回で小腸ガスの異常貯留が解消されるまで投与する

茯苓飲合半夏厚朴湯

附子理中湯
ブ シ リ チュウ トウ

S 09

病態
- 胃腸が非常に冷えて水っぽい炎症

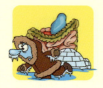

応答
- 胃腸機能の正常化

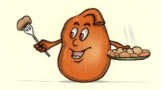

処方のコツ
- 理中湯（人参湯）に附子が加わり温め効果が増している

 +
附子

留意すべき副作用
- 偽アルドステロン症
- ミオパチー

<成分ごと>

甘草：グリチルリチン酸
- 偽アルドステロン症
- 薬疹

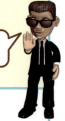

長期投与以外，副作用を気にする必要なし

病名
- 慢性胃腸カタル

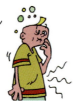

- 胃アトニー

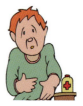

| ブシリチュウトウ

解説

- 附子理中湯は，人参湯（p.238）またの名を理中湯に附子が加わっただけなので，基本的には人参湯と同じで，胃腸が非常に冷えて水っぽい炎症に対して胃腸機能を正常化する応答を引き出す．胃腸の冷えがより強い人に使うということだけが人参湯との違いである．

[処方例] レスポンダーの判定 急性下痢：1回，胃腸虚弱：3ヵ月

附子理中湯　1回2包　頓服
- 普段から胃腸が弱い人だけでなく，余りお腹をこわさない人でも飲み方は同じだが，便の性状は水様便

附子理中湯　1回1包　1日3回　14日分
- 胃腸が丈夫になった感触が得られるまでじっくり飲み続ける

ふ　附子理中湯

平胃散
ヘイイサン

病態
- 飲み過ぎ・食べ過ぎによる胃のもたれや胃の荒れ

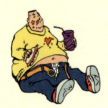

応答
- 胃腸の働きが正常化する

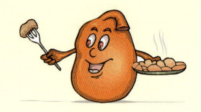

処方のコツ
- 特徴的な症状：
  食後にお腹がグルグル鳴って下痢をする

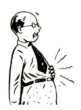

留意すべき副作用
- 偽アルドステロン症
- ミオパチー

＜成分ごと＞

甘草：グリチルリチン酸
- 偽アルドステロン症
- 薬疹

長期投与以外，副作用を気にする必要なし

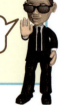

病名
- 急性胃腸カタル

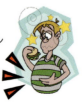

- 消化不良

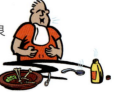

|ヘイイサン|

解説

- 平胃散は，飲み過ぎや食べ過ぎによる胃のもたれや胃の荒れを迅速に鎮める応答を引き出す．
- 食後にお腹がグルグル鳴って下痢をする病態が，特徴的な症状として有名である．

[処方例] レスポンダーの判定 1回

平胃散　1回1包　1日3回　1日分
　　❶病気というほどでもないので，胃が楽になれば服用中止でよい

防已黄耆湯
ボウイオウギトウ

病態

- 膝関節と周囲の炎症と浮腫
- 発汗過多だが口渇なし

応答

- 膝関節と周囲の炎症と浮腫が治り膝のお皿が見えてくる
- 発汗減少

処方のコツ　三大徴候（全部揃わなくても良い）

- 色白
- 水太り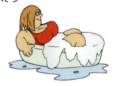
- カエル腹

留意すべき副作用

- 間質性肺炎
- 偽アルドステロン症
- ミオパチー
- 肝機能障害
- 黄疸

＜成分ごと＞

甘草：グリチルリチン酸
- 偽アルドステロン症
- 薬疹

病名

- 変形性膝関節症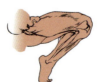
- 多汗症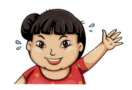

| ボウイオウギトウ |

解説

- 防已黄耆湯は，変形性膝関節症に起因する膝関節の炎症と浮腫を軽減する応答を引き出す．
- 変形性膝関節症の影響が関節内に限局している場合にしかはっきりとした応答は得られない．
- ブシ末を追加しないと有効率が50％前後に留まる．
- 炎症が内側側副靱帯にもあったり，浮腫が下腿にも及んでいるときは，越婢加朮湯(p.24)を併用しないと十分な応答が得られない．
- レスポンダーかどうかは，14日くらい服用しないとわからない．レスポンダーの中には尿量の増える人がいる．

［処方例］ レスポンダーの判定　約14日

```
防已黄耆湯    1回1包      1日3回   14日分
ブシ末       1回0.67g    1日3回   14日分
```
- ブシ末を追加して適応を間違えなければ80％以上の有効率が得られる

```
防已黄耆湯    1回1包      1日3回   14日分
越婢加朮湯    1回1包      1日3回   14日分
ブシ末       1回0.67g    1日3回   14日分
```
- 膝内側側副靱帯炎や下腿浮腫を併発している症例へは越婢加朮湯を追加する処方例．内側側副靱帯炎だけのときは，防已黄耆湯は不要である

```
防已黄耆湯    1回1包      1日3回   14日分
```
- 多汗症への投与は防已黄耆湯単独でよい

防風通聖散
ボウフウツウショウサン

62 / TY100

病態
- 脂質代謝の異常
- 耐糖能の低下
- 内臓脂肪が多くかなり便秘

応答
- 脂質代謝の改善
- 耐糖能の改善
- 内臓脂肪の減少 → 減量・快便

処方のコツ
- 条件1：BMI30以上
- 条件2：かなりの便秘
- メタボ対策の一環

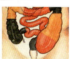
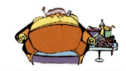

留意すべき副作用
- 間質性肺炎
- ミオパチー
- 黄疸
- 偽アルドステロン症
- 肝機能障害

＜成分ごと＞

甘草：グリチルリチン酸
- 偽アルドステロン症
- 薬疹

黄芩
- 間質性肺炎
- 肺機能障害

病名
- 肥満症（脂質異常症，耐糖能低下，便秘，高血圧症）
- 湿疹

|ボウフウツウショウサン|

解説

- 防風通聖散は，ちまたでは痩せ薬と言われているが，本質的な性質は脂質代謝異常を正常化する応答を引き出すことである．
- このほかに，耐糖能を正常化したり，内臓脂肪を減らす応答を引き出すこともできる．
- しかし，案外強い下剤なので，一定以上の便秘でないと飲み続けることができない．
- 以上の条件を満足する患者に限って，メタボ対策として使うことができる．

［処方例］ レスポンダーの判定 2週間

防風通聖散　1回1包　1日3回　14日分
- BMIが30以下の人がのんでも，期待通りのダイエット効果を得ることはできない

補中益気湯
ホチュウエッキトウ

41 TY101

病態

- Th1/Th2 バランスの崩れ
- 消化管機能全般の低下
- 免疫能の一時的低下

応答

- 抗病反応が回復
- 腸管免疫も回復
- 胃腸機能改善→食欲戻り元気に

処方のコツ

- 栄養ドリンクを飲ませたいとき
- 何らかの原因で一時的に落ちたとき

留意すべき副作用

- 間質性肺炎
- ミオパチー
- 黄疸
- 偽アルドステロン症
- 肝機能障害

＜成分ごと＞

甘草：グリチルリチン酸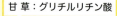

- 偽アルドステロン症
- 薬疹

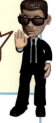

長期投与以外，副作用を気にする必要なし

病名

- 病後/術後の体力低下
- 食欲不振/疲労倦怠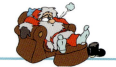
- 肝がん/肝転移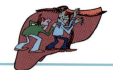

| ホチュウエッキトウ

解説

- 補中益気湯は，正常より落ちた免疫能と消化管機能を元に戻す応答を引き出す．
- 変調を来している免疫系は主にTh1/Th2バランスであるが，変調はあくまでも急病や手術などによって一時的に落ちている場合に限られる．
- 単純な場面としては「疲れたな〜」と感じたときに，一服飲むだけで疲れがサッと取れる．
- インフルエンザに罹患したときは，大青竜湯が終わったあとに，桂麻各半湯と一緒に服用すると回復が早まる．

[処方例] **レスポンダーの判定** 1〜3日

補中益気湯　1回1包　1日3回　7日分
- 差し当たり1週間投与してみる．病悩期間が短く，年齢が若いほど，早期に効果の出る傾向がある

補中益気湯　1回1包　1日3回　3日分
桂麻各半湯　1回1包　1日3回　3日分
- 初日に12時間で3〜5回大青竜湯近似処方（麻黄湯（p.270）＋越婢加朮湯（p.24）/桂枝湯（p.76）＋麻杏甘石湯（p.274））を服用したあとに，翌日からは桂麻各半湯（p.88）併用にするとよい．治り次第，服用を中止する

補中益気湯　1回1包　1日3回　14日分
- 外科手術，抗がん剤投与のあとの体力回復にも使えるが，まだ十分余力が残っていないと，かえって消耗することがある

麻黄湯
マオウトウ

27

病態

- 悪寒 ・発熱
- 頭痛 ・関節痛
- 自然発汗なし
- 鼻閉（特に乳児）

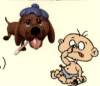

応答

- 発汗
  →症状の軽減
- 鼻が速効で開通

処方のコツ
- 1〜2時間おきに発汗するまでどんどん飲む

研修医がインフルエンザに罹患したので15分おきに3回飲ませたら治った（加島雅之氏談）

留意すべき副作用
- 偽アルドステロン症
- ミオパチー

＜成分ごと＞

麻黄：エフェドリン
- 虚血性心疾患 ・不眠 ・尿閉

甘草：グリチルリチン酸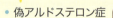
- 偽アルドステロン症
- 薬疹

長期投与以外，副作用を気にする必要なし

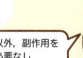

病名
- 極初期のかぜ
- インフルエンザ（元気な子ども／軽症の成人）
- 乳児の鼻閉

|マオウトウ|

解説

- 麻黄湯は，ウイルス感染症に罹患したときに，非常に迅速に初期免疫系を立ち上げて，樹状細胞やトル様受容体(TLR)の感度を上げ，いち早く抗原提示を行い，それを受けたＴ細胞系のウイルス攻撃能力を強化する．
- 発汗を促す作用は，発汗した結果として体液の流れを円滑にして免疫能が向上することに繋がる．
- 花粉症などの鼻アレルギーには，麻黄湯を頓用するのが手っ取り早い方法である．

[処方例]　レスポンダーの判定　1回

麻黄湯　1回1包　1日3回以内　1日分
- 典型的なかぜの初期症状には，投与初日に数時間以内に治すつもりで発汗や排尿を目標に投与する

麻黄湯　　　1回1包　1日2回　1日分
越婢加朮湯　1回1包　1日2回　1日分
- インフルエンザや重症花粉症の患者から麻黄湯と越婢加朮湯(p.24)を併用すると大青竜湯を投与したときと同様の応答が得られ(近似処方という)，迅速な回復を促す．投与間隔は1〜2時間で発汗がみられたら終了

麻黄湯　乳児1回量　頓服
- 乳児の鼻閉には速効である．1回量は0.5ｇで，濡らした指先に付くくらいの量で，これを乳児の口蓋に塗れば，あとは自然にのんでくれる．効果は10〜15分で現れる

麻黄湯

麻黄附子細辛湯
マオウブシサイシントウ 127

病態
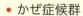
- かぜ症候群
- 深部体温の低下
- 免疫能の低下
- 中高年のアレルギー

応答

- 深部体温が上昇
- 免疫能が回復
- 冷え症の改善
- アレルギーの鎮静化

処方のコツ
- 一見弱そうに見えないとき

橈骨動脈を触れたときに

 沈　　 細

妙に深いところにある　　糸の様に細く感じる

留意すべき副作用
- 肝機能障害
- 黄疸

＜成分ごと＞

麻黄：エフェドリン
- 虚血性心疾患
- 不眠
- 尿閉

長期投与以外，副作用を気にする必要なし

病名
- かぜ症候群
- 気管支炎
- 中高年のアレルギー性鼻炎
- 手強い冷え症

 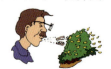

| マオウブシサイシントウ

解説

- 麻黄附子細辛湯は，深部体温が低めで，熱産生能が低下しているので，深部体温がきっちり37℃に上がるまでは免疫能が不十分な人の，かぜの初期に対応する応答を引き出す．

- 冷え症の人は専ら体熱を産生している褐色脂肪細胞に対するアディポネクチンの刺激が弱いので，アディポネクチン産生促進作用を持つ冷え症用の各種漢方薬を投与されるが，そのなかでも麻黄附子細辛湯は最も強力なもののひとつである．

- 中高年のアレルギー性鼻炎にもよい．

処方例　レスポンダーの判定 1回

麻黄附子細辛湯　1回1包　1日3回　4日分
- 体形が弱そうに見えないが妙に寒がるときには，脈が細くて沈んでいれば適応である可能性が高い

麻黄附子細辛湯　1回1包　1日3回　14日分
- 当帰四逆加呉茱萸生姜湯(p.224)でも手足が十分温まらないときに有用である．中高年のアレルギー性鼻炎にも同じ処方が使える

麻杏甘石湯
マキョウカンセキトウ

 55

病態
- 気管支の喘息系の炎症

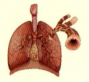

応答
- 気管支炎が迅速に沈静化する

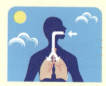

処方のコツ
- 小児の咳嗽の第一選択
- 喘息患者の咳嗽の第一選択

 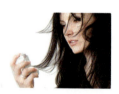

留意すべき副作用
- 偽アルドステロン症
- ミオパチー

<成分ごと>

甘草：グリチルリチン酸
- 偽アルドステロン症
- 薬疹

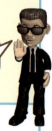

長期投与以外，副作用を気にする必要なし

病名
- 小児喘息
- 気管支喘息
- 喘息性気管支炎

| マキョウカンセキトウ |

解説

- 麻杏甘石湯は，どちらかというと喘息系の咳嗽を鎮める応答を引き出す．
- 小児の咳嗽には第一選択．
- 気管支喘息の患者に咳が出てきたときにも第一選択．
- 発汗後のインフルエンザ患者に桂枝湯と一緒に投与すると，大青竜湯の近似処方になる．
- レスポンダーかどうかは，1日の服用でわかる．咳嗽に使う漢方薬は1日で応答がなければ効果はない．すぐに変方すべきである．

[処方例] レスポンダーの判定 1日

麻杏甘石湯　1回1包　1日4〜6回　3日分
　❶咳嗽の程度によって服用回数を調節するが，1日3回はあり得ない

麻杏甘石湯　1回1包　3時間ごと　3回
桂枝湯　　　1回1包　3時間ごと　3回
　❶インフルエンザで，麻黄湯＋越婢加朮湯(p.24)で発汗したあとか，最初から発汗している患者に桂枝湯(p.270)を追加して使い，インフルエンザが抜けたと感じるまで服用するが，最初から3回飲むように指示してもよい

麻杏甘石湯

麻杏薏甘湯
マキョウヨクカントウ

病態
- 筋肉系（筋肉・腱・靭帯など）の急性炎症

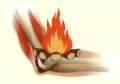

応答
- 筋肉系（筋肉・腱・靭帯など）の炎症が急速に消退する

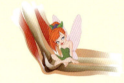

処方のコツ
- 冷えたり，または夕方になると痛みが増強する人は効きやすい

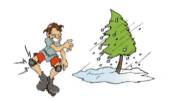
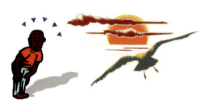

留意すべき副作用
- 偽アルドステロン症
- ミオパチー

＜成分ごと＞

甘草：グリチルリチン酸

- 偽アルドステロン症
- 薬疹

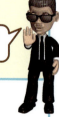

長期投与以外，副作用を気にする必要なし

病名
- 急性筋炎

|マキョウヨクカントウ|

解説

- 麻杏薏甘湯は、筋肉系（筋肉・腱・靱帯など）の急性炎症を迅速に鎮める応答を引き出す.

- 冷えたり、または夕方になると痛みが増強する人にはレスポンダーが多い.

- 整形外科症候のなかで、NSAIDs は関節痛と神経痛にはそこそこ効くが、筋肉痛が最も苦手である. 麻杏薏甘湯は筋肉痛用の NSAIDs だと思えばよい.

[処方例]　レスポンダーの判定　1〜2日

麻杏薏甘湯　1回1包　1日3回　7日分
- 痛みが強いときには、最初の2〜3日は1日4〜5回服用するとよい

ま
麻杏薏甘湯

麻子仁丸
マシニンガン

 126

病態
- 弛緩性便秘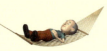
- 腸蠕動が弱くなる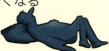
- 腸管内と便の乾燥

応答
- 腸管蠕動運動の亢進
- 乾燥便が潤う
- 自然便が楽に出る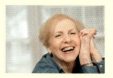

処方のコツ
- 高齢者の便秘専用薬

留意すべき副作用
- 重大な副作用はない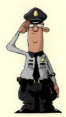

病名
- 常習性便秘

|マシニンガン|

- 麻子仁丸は，まだそれほど弱っていない，ADLは何とか自立している高齢者で，腸蠕動が弱くなり，腸管内と便が乾燥して便秘になっている人に，蠕動を回復させ，乾燥していた便を柔らかくし，結果として自然便が楽に出る応答を引き出す．

- とても弱っている高齢者には桃核承気湯(p.218)を選択する．

- いくら胃腸が弱くて便秘がちでも，若年者はこのような病態にはならないので，麻子仁丸は高齢者専用である．

[処方例] レスポンダーの判定 3日

麻子仁丸　1回1包　1日3回　14日分
- 最初は1日3回で投与を開始し，便が軟らかくなり過ぎたら，朝→昼の順でスキップし，最終的には夕食後か就寝時1回になる

麻子仁丸

木防已湯
モクボウイトウ ㊱

病態
- 慢性の心不全状態

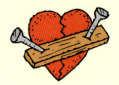

応答
- 心機能の回復により心不全症候が改善し浮腫も軽減する

処方のコツ
- 循環器内科的治療はもちろん併用する

留意すべき副作用
- 重大な副作用はない

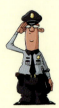

病名
- 慢性心不全

|モクボウイトウ|

解説

- 木防已湯は，慢性心不全に使用すると，BNPやNYHA分類が改善する応答を引き出すという臨床試験の成績がある[1]．
- 西洋薬の心不全治療薬を使っている症例でも，木防已湯を併用することで，臨床症状，特に全身性の浮腫の軽減が図れる．

[処方例]　**レスポンダーの判定** 7日

木防已湯　1回1包　1日3回　14日分
　　❶慢性心不全患者にルーチンに投与しても問題はない

---

1) 西田清一郎, 佐藤広康：漢方薬の循環器系への作用：基礎薬理と臨床応用. 日薬理誌, 132：280-284, 2008.

ヨクイニン

T 72 / P 72

病態

- イボを取りたいときに使う
- 女性の肌荒れ

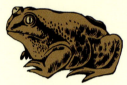

応答

- 抗ウイルス作用でイボを消す
- 肌が綺麗になる

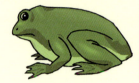

処方のコツ

- イボ，肌荒れには第一選択

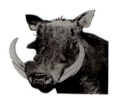

留意すべき副作用

- 重大な副作用はない

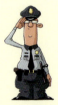

> のどにつかえるおそれがあるので，5歳未満の乳幼児には服用させないことが望ましい

病名

- 青年性扁平疣贅
- 尋常性疣贅

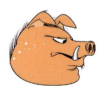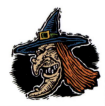

| ヨクイニン |

解説

- ヨクイニンは，イボ取り専用薬で，ヒトパピローマウイルスに対する抗体産生を促す応答を引き出す．
- 抗体ができると速やかにイボは消失する．
- 適応は，青年性扁平疣贅（ゆうぜい）と尋常性疣贅で，若者にできるイボが対象である．
- 美肌効果があると言われているが，精度の高い研究があるわけではない．

[処方例] レスポンダーの判定 イボが取れるまでわからない

ヨクイニン　1回6錠　1日3回　14日分
　　❶イボウイルスに対する抗体ができるまで辛抱強く服用を続ける

よ
ヨクイニン

薏苡仁湯
ヨクイニントウ

52 / TY 105

病態
- 筋肉系（筋・腱・靭帯）の慢性炎症

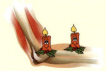

応答
- 筋肉系（筋・腱・靭帯）の炎症が消退する

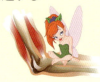

処方のコツ
- 2～3ヵ月服用後急に効果が出る

- 膝関節内に水や血が溜まらなくなる

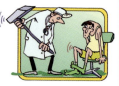

留意すべき副作用
- 偽アルドステロン症
- ミオパチー

＜成分ごと＞

甘草：グリチルリチン酸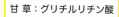
- 偽アルドステロン症
- 薬疹

病名
- 筋肉痛

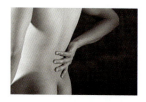

|ヨクイニントウ|

解説

- 薏苡仁湯は，筋肉系(筋・腱・靱帯)の慢性炎症を鎮める応答を引き出す．急性期に使う麻杏薏甘湯の慢性版という立ち位置にいる．
- 投与開始後2〜3ヵ月間は何も起こらないが，その後急速に改善し始めるという，特徴的な動きをする．
- 長期投与をすると膝関節内に水や血が溜まらなくなる．桂枝茯苓丸，越婢加朮湯と併用すると半月板損傷による膝関節炎に有効なときがある
- レスポンダーかどうかは，投与から2〜3ヵ月かかるが，麻杏薏甘湯(p.276)を3ヵ月投与したあとで投与を開始した場合は1ヵ月以内にわかる．

[処方例] レスポンダーの判定 基本的に2〜3ヵ月

薏苡仁湯　1回1包　1日3回　28日分
- 患者がなかなか止めたがらないので長期投与になってしまうことが多い

薏苡仁湯　1回1包　1日3回　14日分
桂枝茯苓丸　1回1包　1日3回　14日分
越婢加朮湯　1回1包　1日3回　14日分
- 半月板損傷に伴う膝関節の強い炎症に桂枝茯苓丸(p.80)と越婢加朮湯(p.24)とを併用して使ってみる

抑肝散
ヨクカンサン

(54)

病態

- 広義の怒り
- α-交感神経緊張
- 筋骨格系の痛み
- 精神不安定

応答

- セロトニン増加
- グルタミン酸減少
- 疼痛の緩和
- 情緒の安定

処方のコツ

- 顕在化した怒りより抑圧された怒りを見抜く

留意すべき副作用

- 間質性肺炎
- 偽アルドステロン症
- 心不全
- ミオパチー
- 横紋筋融解症
- 肝機能障害
- 黄疸

＜成分ごと＞

甘草：グリチルリチン酸

- 偽アルドステロン症
- 薬疹

病名

- ADHD
- 術後せん妄
- 認知症 BPSD
- 慢性腰痛
- 神経障害性疼痛

| ヨクカンサン |

解説

- 広義の怒りによってα-交感神経が継続して緊張状態となる．その結果，認知症では問題行動が起こったり，神経障害性疼痛を惹起しそれが遷延したりする原因となることもある．このような病態に対して，怒りを鎮める応答を引き出すことで問題行動を改善し，難治性の疼痛を緩和する．
- 現在は認知症に使用することはほぼルーチンになっているが，術後やICUでのせん妄，慢性腰痛，神経障害性疼痛，心因性疼痛の分野ではチャレンジが始まった段階である．
- 小児の発達障害に長期に使用してコミュニケーション能力が出てきた例がある．
- 術後せん妄に使うときは，可能であれば術前1週間前から予防的に投与するとよい．
- 慢性腰痛のなかには，職場における人間関係の悪さや上司による評価の不満などが怒りを形成して病因となることがありこのような病態にはかなりの有効率を示す（著者のデータで75％）．

[処方例]　レスポンダーの判定　2週間

抑肝散　1回1包　1日3回　14日分
- 認知症の患者では2週間経てば，問題行動がなくなり，目立たない穏やかな人になる．難治性の疼痛でも2週間以内に何らかの変化が現れることが多い

抑肝散　　　1回1包　1日3回　14日分
甘麦大棗湯　1回1包　1日3回　14日分
- 環境が変わることで大騒ぎする高齢者には，甘麦大棗湯(p.48)を加えることで鎮静効果が強まる．大人しくなり次第，甘麦大棗湯は中止する

抑肝散加陳皮半夏 ヨクカンサンカチンピハンゲ

病態
- 表に出ない怒り
- 不安感が強い
- 筋骨格系の痛み

応答
- 情緒の安定
- 疼痛の緩和

処方のコツ
- 抑うつの強いときは香蘇散(p.90)を追加する

 +

留意すべき副作用
- 間質性肺炎
- 偽アルドステロン症
- 心不全
- ミオパチー
- 横紋筋融解症
- 肝機能障害
- 黄疸

＜成分ごと＞

甘草：グリチルリチン酸
- 偽アルドステロン症
- 薬疹

病名
- ADHD
- 術後せん妄
- 認知症/BPSD
- 慢性腰痛
- 神経障害性疼痛

| ヨクカンサンカチンピハンゲ

解説

- 抑肝散加陳皮半夏が適用される患者は，抑肝散(p.286)とは異なり，患者の怒りが表に出ず，隠蔽された怒りにより不安感が強くなる．主に，怒りと不安感を和らげる応答を引き出す．
- 神経障害性疼痛としての筋骨格系の疼痛が見事に緩和される．
- もし，抑うつが強いときには，香蘇散を併用するとよい．

［処方例］ レスポンダーの判定 2週間

抑肝散加陳皮半夏　1回1包　1日3回　14日分
- 不安感というkey wordが重要

抑肝散加陳皮半夏　1回1包　1日3回　14日分
香蘇散　1回1包　1日3回　14日分
- 香蘇散は単独では軽い抑うつに使うが，併用のときはかなり強い抑うつを相手にできる

六君子湯
リックンシトウ

43 / TY 107

病態
- 胃底部適応性弛緩欠如
- 胃内容排出能低下
- グレリン分泌低下

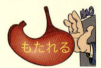
もたれる
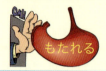
もたれる

応答
- 胃底部適応性弛緩回復
- 胃内容排出能回復
- グレリン分泌亢進

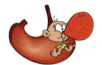
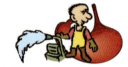

処方のコツ
- 問診時に適応性弛緩をイメージ

留意すべき副作用
- 偽アルドステロン症
- 肝機能障害
- ミオパチー
- 黄疸

＜成分ごと＞

甘草：グリチルリチン酸
- 偽アルドステロン症
- 薬疹

長期投与以外，副作用を気にする必要なし

病名
- 機能性ディスペプシア
- 食欲不振
- 胃痛

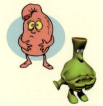

| リックンシトウ

解説

- 六君子湯は，胃底部の適応性弛緩がうまく機能していないときに元に戻す応答を引き出す．適応性弛緩とは，1回に食べた食物が全部胃底部に一旦溜まるほど弛緩することをいい，ここから徐々に幽門方向に食物が移動することによって正常な消化が営まれる．

- また，六君子湯は，主として胃内分泌細胞で産生されるペプチドホルモンであるグレリン（またはアシルグレリン）分泌を亢進させ，摂食亢進作用，消化管運動亢進作用を示す．

[処方例] レスポンダーの判定 1日

六君子湯　1回1包　1日3回　7日分
- 差し当たり1週間投与してみる．胃の機能が正常化したら服薬中止．患者に胃が弱いからと言われても，ダラダラ飲ませるべきではない．胃腸の弱い人には人参湯の方が向いている

六君子湯　1回1包　1日3回　7日分
香蘇散　　1日1包　1日3回　7日分
- 六君子湯の使用目標に抑うつが加わったら香蘇散(p.90)を併用してみるとよい

り

六君子湯

立効散
リッコウサン

 110

病態
- 歯根部の急性炎症

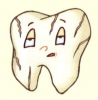

応答
- 炎症が急速に治まる

処方のコツ
- 含み飲み
  50mLの水に溶かして少しずつ口に含んで飲む

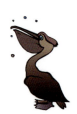

留意すべき副作用
- 偽アルドステロン症
- ミオパチー

＜成分ごと＞

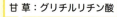 甘草：グリチルリチン酸

- 偽アルドステロン症
- 薬疹

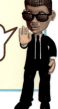

長期投与以外，副作用を気にする必要なし

病名
- 歯痛

- 抜歯後疼痛

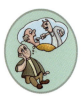

| リッコウサン

解説

- 立効散は，歯根部の急性炎症に使うと，炎症を迅速に鎮めて痛みを軽減する応答を引き出す．

- 含み飲みを原則とする．50 mLの水に溶かして少しずつ口に含んで痛い歯にヒタヒタと馴染ませてから飲み込むと軽い局所麻酔作用があるので口中に心地よいしびれ感が広がる．

[処方例] レスポンダーの判定 1回

立効散　1回1包　歯痛時・抜歯後頓服
- そのまま飲み込んでしまうと薬効が得られないので必ず含み飲みを行う

竜胆瀉肝湯
リュウタンシャカントウ

76 / TY 108

病態

- 泌尿器と生殖器の中等度以上の炎症
- 慢性前立腺炎の増悪

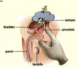

応答
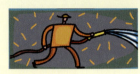
- 炎症の広汎な鎮静化
- 継続中の桂枝茯苓丸と併用で慢性前立腺炎に奏効

 25 + 76

処方のコツ

- しばしば抗菌薬との併用になる
- 下(しも)の炎症なら何でも使える

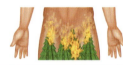

留意すべき副作用
- 間質性肺炎
- ミオパチー
- 黄疸
- 偽アルドステロン症
- 肝機能障害

＜成分ごと＞

甘草：グリチルリチン酸
- 偽アルドステロン症
- 薬疹

黄芩
- 間質性肺炎
- 肺機能障害

長期投与以外，副作用を気にする必要なし

病名
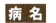
- 急性/慢性 泌尿器炎症性疾患
- 急性/慢性 生殖器炎症性疾患

| リュウタンシャカントウ |

解説

- 竜胆瀉肝湯は，泌尿器と生殖器の中等度以上の炎症を改善させる応答を引き出す．
- 五淋散では荷が重い重症の膀胱炎や，桂枝茯苓丸(p.80)で治療中の慢性前立腺炎の急性増悪に使ってみる．
- 下腹部あたりという部位特異性はあるが，臓器特異性はない．抗菌薬との併用は問題ないし，しばしば併用になる．

[処方例]　レスポンダーの判定　3日

竜胆瀉肝湯　1回1包　1日3回　7日分
レボフロキサシン500mg　1回1錠　1日1回　4日分
- 五淋散では治らない膀胱炎に竜胆瀉肝湯が登場するときには抗菌薬はやや長期に使うことになる

竜胆瀉肝湯　1回1包　1日3回　7日分
桂枝茯苓丸　1回1包　1日3回　7日分
- ほとんどの慢性前立腺炎急性増悪時には桂枝茯苓丸に竜胆瀉肝湯を1週間くらい併用すると元に戻ることが多い

り

竜胆瀉肝湯

苓甘姜味辛夏仁湯　リョウカンキョウミシンゲニントウ

病態
- 鼻と気管支のアレルギー性炎症
- ヒスタミン，PAF，LT 遊離

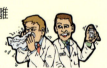

応答
- アレルギー性炎症が治まる

処方のコツ
- 小青竜湯(p.156)の麻黄で胃腸障害，動悸を来す例に切れ味は小青竜湯には劣る

 麻黄

留意すべき副作用
- 偽アルドステロン症
- ミオパチー

＜成分ごと＞

甘草：グリチルリチン酸
- 偽アルドステロン症
- 薬疹

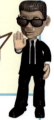

長期投与以外，副作用を気にする必要なし

病名
- アレルギー性鼻炎

- アレルギー性気管支炎

- 中等症までの花粉症

| リョウカンキョウミシンゲニントウ |

解説

- 苓甘姜味辛夏仁湯は，一言で言うと，エフェドリンが入っていない小青竜湯である．
- 鼻と気管支のアレルギー性炎症で，ヒスタミン，PAF，LTが遊離する病態に投与すると，アレルギー性炎症が治まる応答が引き出される．
- アレルギー性鼻炎にはmorning attackといって起床時に最も症状が強いという特徴があるので，苓甘姜味辛夏仁湯も小青竜湯と同じように起床時に1服目，その後薬効が切れたら治るまで次々に飲み続けていく．

[処方例] レスポンダーの判定 1回

苓甘姜味辛夏仁湯　1回1包　1日5回　7日分
  - 起床時は必須．以後，薬効が切れ次第服用する．服用回数の上限は一応6回にしておく．多くの場合，午前中には治まる．小青竜湯よりは切れ味が悪い

苓甘姜味辛夏仁湯

苓姜朮甘湯

リョウキョウジュツカントウ

病態

- 腰から下肢にかけて冷える
- 冷えが疼痛を誘発することもある

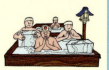
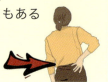

応答

- 腰以下が温まり頻尿や疼痛も軽減する

処方のコツ

- 誇大表現：水中に坐するが如く，五千銭を帯びたる如し

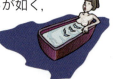
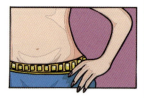

留意すべき副作用

- 偽アルドステロン症
- ミオパチー

＜成分ごと＞

甘草：グリチルリチン酸

- 偽アルドステロン症
- 薬疹

長期投与以外，副作用を気にする必要なし

病名

- 腰痛
- 腰の冷え

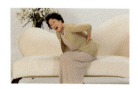
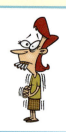

|リョウキョウジュツカントウ|

解説

- 苓姜朮甘湯は，腰から下肢にかけて冷え，また冷えが疼痛を誘発する人に投与すると，腰以下が温まり頻尿や疼痛も軽減する応答が引き出される．

- 昔から有名な誇大表現に「水中に坐するが如く，五千銭を帯びたる如し」というフレーズがあり，特に腰まわりの非常に強い冷えと重苦感が特徴的な症候である．

［処方例］　レスポンダーの判定　4日

苓姜朮甘湯　1回1包　1日3回　14日分
　冷えが改善してくるにしたがって，頻尿も改善してくる

り
苓姜朮甘湯

苓桂朮甘湯
リョウケイジュツカントウ

 39

病態

- 神経過敏の不安障害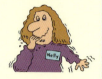
- バランス感覚の失調

応答

- イライラが取れて精神が安定
- ふらつき/めまいが取れる

処方のコツ

- ほとんど女性用；不安定で危なっかしいので保護が必要な感じ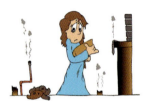

留意すべき副作用

- 偽アルドステロン症
- ミオパチー

＜成分ごと＞

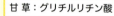 甘草：グリチルリチン酸

- 偽アルドステロン症
- 薬疹

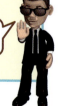 長期投与以外，副作用を気にする必要なし

病名

- パニック症
- 不安障害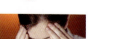

- 月経前症候群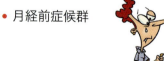

| リョウケイジュツカントウ

解説

- 苓桂朮甘湯は，神経過敏で容易にパニック症に移行する不安障害とバランス感覚の失調という，ふたつの異なる病態を改善する応答を引き出す．
- SSRIは減量時に離脱症状がみられ，特にパニック症に適応があるパロキセチンに顕著にみられる．しかし，苓桂朮甘湯＋甘麦大棗湯（苓桂甘棗湯の近似処方）なら全く離脱症状がなく使いやすい．
- バランス感覚の失調によるめまいを改善する応答は高齢者では出にくい．
- イライラが前面に出る月経前症候群には第一選択である．

[処方例]　**レスポンダーの判定** パニック症：1回，バランス感覚の失調：7日

苓桂朮甘湯　1回1包　1日3回　7日分
- バランス感覚の失調や月経前症候群に対しては7日分を投与して様子をみる

苓桂朮甘湯　1回1包　1日3回　7日分
甘麦大棗湯　1回1包　1日3回　7日分
- パニック症の患者に甘麦大棗湯(p.48)を追加し投与すると苓桂甘棗湯が投与されたときに類似した応答が引き出され，パニック発作を起こさなくなる

苓桂朮甘湯　1回1包　頓服
甘麦大棗湯　1回1包　頓服
- パニック発作時に頓服で服用すると10分以内に発作が治まる

り
苓桂朮甘湯

六味丸
ロクミガン

(87)

病態

- 生まれながらの生命力の低下＝老化
- 下半身の機能低下

応答
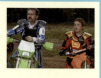
- 老化が緩やかになる＝slow aging
- 下半身元気＝疲れにくい

処方のコツ
- 胃腸が丈夫じゃないと飲み続けられない
- 手足のほてり
- 口渇
- 皮膚乾燥

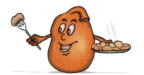 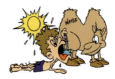

留意すべき副作用
- 重大な副作用はない

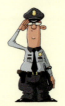

病名
- 坐骨神経痛
- 老化による腰痛
- 排尿障害
- 老化による易疲労

| ロクミガン |

解説

- 六味丸は，八味地黄丸（八味丸）(p.246)と同じように，高齢者の泌尿器・生殖器・下肢筋の衰えを改善するという触れ込みであるが，やはり長期投与になるので，本当に有効だったかどうかの判断は難しいことが多い．

- 八味地黄丸（八味丸）との相違点は，乾燥対策になるところである．齢を重ねるということは言い換えると段々乾燥してくることなので，衰えに加えて乾燥が目立つ人には使ってみる価値がある．口渇，手足のほてりという症状も特徴的である．

［処方例］ レスポンダーの判定 1〜2ヵ月

六味丸　1回1包　1日3回　14日分
- 最初の2週間投与は胃腸症状が出ないかどうかを見極める期間である

六味丸　1回1包　1日3回　28日分
- 胃腸症状が出なければ2回目からは4週間処方を行う

付録　医療用漢方薬一覧

漢方薬	掲載ページ	オオスギ	クラシエ	小太郎	三和	JPS	シンワ	大虎堂	ツムラ	テイコク	東洋薬行	本草
アンチュウサン 安中散	p.12	5	5	5		5			5	●	1	5
イレイトウ 胃苓湯	p.14								115			
インチンコウトウ 茵蔯蒿湯	p.16	135	402	135					135	●		
インチンゴレイサン 茵蔯五苓散	p.18								117			
ウンケイトウ 温経湯	p.20			106					106			
ウンセイイン 温清飲	p.22	57	57	57					57	●	5	57
エッピカジュツトウ 越婢加朮湯	p.24	28		28		28			28			
オウギケンチュウトウ 黄耆建中湯	p.26								98		7	
オウゴントウ 黄芩湯	p.28				35							
オウレンゲドクトウ 黄連解毒湯	p.30	15	15	15	15	15	●	15	15	●	8	15
オウレントウ 黄連湯	p.32			120				120	120		9	
オツジトウ 乙字湯	p.34	3	3	3	23	3		3	3	●		3
カッコンカジュツブトウ 葛根加朮附湯	p.36	141		7								
カッコントウ 葛根湯	p.38	1	1	1	17	1	●	1	1	●	13	1
カッコントウカセンキュウシンイ 葛根湯加川芎辛夷	p.40	2	2	2		2	●		2	●	14	2
カミキヒトウ 加味帰脾湯	p.42	137	49					137	137		15	
カミショウヨウサン 加味逍遙散	p.44	24	24	24		24	●	24	24	●	16	24
カンゾウトウ 甘草湯	p.46		401									
カンバクタイソウトウ 甘麦大棗湯	p.48	72		72					72			
キキョウセッコウ 桔梗石膏	p.50		324									
キキョウトウ 桔梗湯	p.50								138			
キヒトウ 帰脾湯	p.52								65			
キュウキキョウガイトウ 芎帰膠艾湯	p.54			77					77			
キュウキチョウケツイン 芎帰調血飲	p.56							230				
クミビンロウトウ 九味檳榔湯	p.58			311								
ケイガイレンギョウトウ 荊芥連翹湯	p.60	50					●	50	50	●		
ケイシカオウギトウ 桂枝加黄耆湯	p.62										26	
ケイシカカッコントウ 桂枝加葛根湯	p.64										27	

付録　医療用漢方薬一覧

漢方薬	掲載ページ	オオスギ	クラシエ	小太郎	三和	JPS	シンワ	大虎堂	ツムラ	テイコク	東洋薬行	本草
桂枝加厚朴杏仁湯	p.66										28	
桂枝加芍薬大黄湯	p.68								134			
桂枝加芍薬湯	p.70	60	60	60					60	●	30	60
桂枝加(苓)朮附湯	p.72	18	18	18	3	18			18	●		
桂枝加竜骨牡蛎湯	p.74	26	26	26					26	●		
桂枝湯	p.76	45		45		45			45			45
桂枝人参湯	p.78		82						82			
桂枝茯苓丸	p.80	25	25	25	27	25	●	25	25	●	34	25
桂枝茯苓丸加薏苡仁	p.82								125			
桂芍知母湯	p.84			10								
啓脾湯	p.86								128		35	
桂麻各半湯	p.88										37	
香蘇散	p.90			70					70	●		
五虎湯	p.92	95	95						95			
五積散	p.94			63					63	●		
牛車腎気丸	p.96								107			
呉茱萸湯	p.98			31				31	31			
五淋散	p.100								56		42	
五苓散	p.102	17	17	17	33	17	●	17	17	●	43	17
柴陥湯	p.104			73				73	73			
柴胡加竜骨牡蛎湯	p.106	12	12	12		12	●	12	12	●		12
柴胡桂枝乾姜湯	p.108			11				11	11	●		11
柴胡桂枝湯	p.110	10	10	10	24	10	●	10	10	●		
柴胡清肝湯	p.112			80					80	●		
柴朴湯	p.114		96						96			
柴苓湯	p.116		114						114			
三黄瀉心湯	p.118	113	13	113		113		113	113	●		13
酸棗仁湯	p.120	103							103			
三物黄芩湯	p.122								121			
滋陰降火湯	p.124								93			
滋陰至宝湯	p.126								92			
四逆散	p.128								35			

漢方薬 \ 会社名	掲載ページ	オオスギ	クラシエ	小太郎	三和	JPS	シンワ	大虎堂	ツムラ	テイコク	東洋薬行	本草
四君子湯 シクンシトウ	p.130	75T							75		54	
梔子柏皮湯 シシハクヒトウ	p.132			314								
七物降下湯 シチモツコウカトウ	p.134	46							46		56	
四物湯 シモツトウ	p.136		71	71					71	●		71
炙甘草湯 シャカンゾウトウ	p.138			64					64			
芍薬甘草湯 シャクヤクカンゾウトウ	p.140		68	68					68	●	59	68
芍薬甘草附子湯 シャクヤクカンゾウブシトウ	p.142	146			5							
十全大補湯 ジュウゼンタイホトウ	p.144	48	48	48	32				48		60	48
十味敗毒湯 ジュウミハイドクトウ	p.146	6	6	6	25	6	●	6	6	●	61	6
潤腸湯 ジュンチョウトウ	p.148							51	51			
小建中湯 ショウケンチュウトウ	p.150	99		99					99			
小柴胡湯 ショウサイコトウ	p.152	9	9	9	11	9	●	9	9	●	64	9
小柴胡湯加桔梗石膏 ショウサイコトウカキキョウセッコウ	p.154								109			
小青竜湯 ショウセイリュウトウ	p.156	19	19	19	19	19	●	19	19	●		19
小半夏加茯苓湯 ショウハンゲカブクリョウトウ	p.158	21	21	21					21	●		21
消風散 ショウフウサン	p.160	22		22					22			
升麻葛根湯 ショウマカッコントウ	p.162								101			
四苓湯 シレイトウ	p.164	140										
辛夷清肺湯 シンイセイハイトウ	p.166	104	104	104					104			
参蘇飲 ジンソイン	p.168							66	66			
神秘湯 シンピトウ	p.170	85	85	85					85		69	85
真武湯 シンブトウ	p.172	30		30	2	30			30			
清上防風湯 セイジョウボウフウトウ	p.174	58							58			
清暑益気湯 セイショエッキトウ	p.176								136			
清心蓮子飲 セイシンレンシイン	p.178	72							111			
清肺湯 セイハイトウ	p.180								90			
川芎茶調散 センキュウチャチョウサン	p.182	124							124			
疎経活血湯 ソケイカッケツトウ	p.184	53						53	53			
大黄甘草湯 ダイオウカンゾウトウ	p.186	84							84			
大黄牡丹皮湯 ダイオウボタンピトウ	p.188			33					33	●		
大建中湯 ダイケンチュウトウ	p.190			100					100			
大柴胡湯 ダイサイコトウ	p.192	8	8	8	31	8		8	8	●	77	8

付録　医療用漢方薬一覧

漢方薬	掲載ページ	オオスギ	クラシエ	小太郎	三和	JPS	シンワ	大虎堂	ツムラ	テイコク	東洋薬行	本草
大柴胡湯去大黄 (ダイサイコトウキョダイオウ)	p.194			319	30*1							
大承気湯 (ダイジョウキトウ)	p.196				133				133			
大防風湯 (ダイボウフウトウ)	p.198	97			6				97			
竹筎温胆湯 (チクジョウウンタントウ)	p.200								91			
治頭瘡一方 (ヂズソウイッポウ)	p.202								59			
治打撲一方 (ヂダボクイッポウ)	p.204								89			
調胃承気湯 (チョウイジョウキトウ)	p.206								74			
釣藤散 (チョウトウサン)	p.208								47			
腸癰湯 (チョウヨウトウ)	p.210			320								
猪苓湯 (チョレイトウ)	p.212	40	40	40	34	40	●	40	40	●	80	40
猪苓湯合四物湯 (チョレイトウゴウシモツトウ)	p.214								112			
通導散 (ツウドウサン)	p.216			105				105	105			
桃核承気湯 (トウカクジョウキトウ)	p.218	61	61	61		61			61	●		61
当帰飲子 (トウキインシ)	p.220								86			
当帰建中湯 (トウキケンチュウトウ)	p.222								123			
当帰四逆加呉茱萸生姜湯 (トウキシギャクカゴシュユショウキョウトウ)	p.224	38	38	38			●		38	●		
当帰芍薬散 (トウキシャクヤクサン)	p.226	23	23	23	22	23		23	23	●	85	23
当帰芍薬散加附子 (トウキシャクヤクサンカブシ)	p.228			29								
当帰湯 (トウキトウ)	p.230								102			
二朮湯 (ニジュツトウ)	p.232								88			
二陳湯 (ニチントウ)	p.234								81		87	
女神散 (ニョシンサン)	p.236								67			
人参湯 (ニンジントウ)	p.238	32	32	32				32	32	●	88	G32
人参養栄湯 (ニンジンヨウエイトウ)	p.240	108	108	108					108			
排膿散及湯 (ハイノウサンキュウトウ)	p.242			122					122			
麦門冬湯 (バクモンドウトウ)	p.244	29		29		29		●	29			
八味地黄丸 (ハチミジオウガン)	p.246	7	7	7*2	4	7	●		7	●		7*2
半夏厚朴湯 (ハンゲコウボクトウ)	p.248	16	16	16	13	16	●	16	16	●	93	16
半夏瀉心湯 (ハンゲシャシントウ)	p.250	14	14	14	18	14	●	14	14	●	94	14
半夏白朮天麻湯 (ハンゲビャクジュツテンマトウ)	p.252	37	37	37	37				37			

....
＊1：大柴胡去大黄湯
＊2：八味丸

漢方薬 \ 会社名	掲載ページ	オオスギ	クラシエ	小太郎	三和	JPS	シンワ	大虎堂	ツムラ	テイコク	東洋薬行	本草
白虎加人参湯	p.254		34	34					34	●		
茯苓飲	p.256			69					69			
茯苓飲合半夏厚朴湯	p.258								116			
附子理中湯	p.260				9							
平胃散	p.262	79		79					79	●		79
防已黄耆湯	p.264	20	20	20		20	●	20	20			20
防風通聖散	p.266	62	62	62	26	62	●	62	62	●	100	62
補中益気湯	p.268	41	41	41	12	41	●	41	41	●	101	41
麻黄湯	p.270		27	27					27	●		27
麻黄附子細辛湯	p.272	127		127	8				127			
麻杏甘石湯	p.274	55		55					55	●		55
麻杏薏甘湯	p.276	78	78	78	36	78			78			
麻子仁丸	p.278	126		126					126			
木防已湯	p.280			36	28				36			
ヨクイニン	p.282			72			●					
薏苡仁湯	p.284	52	52						52		105	52
抑肝散	p.286	54							54			
抑肝散加陳皮半夏	p.288		83	83					83			
六君子湯	p.290	43	43	43	21				43	●	107	43
立効散	p.292								110			
竜胆瀉肝湯	p.294			76	14			76	76		108	
苓甘姜味辛夏仁湯	p.296			119					119			
苓姜朮甘湯	p.298			118	20				118			118
苓桂朮甘湯	p.300	39	39	39	16	39	●	39	39		110	39
六味丸	p.302		87						87			

索引

欧文

ADHD ……………………………… 286, 288
BPSD ……………………………… 286, 288

あ行

アトピー性皮膚炎 …………… 22, 82, 254
　——（小児）……………………… 112
アレルギー性気管支炎 ………… 156, 296
アレルギー性鼻炎 ……………… 156, 296
　——（中高年）…………………… 272
胃アトニー ………………………… 260
胃炎 ………………………………… 30
　——（急性）……………………… 32
　——（神経性）…………………… 12
胃けいれん ………………………… 140
胃切除・胃全摘後の逆流 ………… 256
痛み（打撲）……………………… 204
胃腸炎 ……………………………… 238
　——（急性）………… 14, 28, 164, 250
　——（急性ウイルス性）………… 78
　——（慢性）……………………… 150
胃腸型感冒 ………………………… 76
胃腸カタル（急性）……………… 262
胃腸カタル（慢性）……………… 260
胃腸虚弱 ………………… 86, 130, 172
胃痛 ………………………………… 290
イボ痔 ……………………………… 34
胃もたれ …………………………… 130
イレウス（予防）………………… 68
咽喉頭異常感症 …………………… 248
咽頭炎（急性）…………………… 50
咽頭炎（初期）…………………… 88
咽頭周囲炎（急性）……………… 154
咽頭痛 ……………………………… 46
インフルエンザ …………………… 200

インフルエンザ（元気な子ども／軽症の成人）…… 270
ウイルス性発疹性感染症 ………… 162
易疲労（老化）………………… 246, 302
炎症性腸疾患 ……………………… 116
嘔吐 …………………… 158, 234, 256
悪心 …………………………… 234, 256

か行

咳嗽（乾性）……………………… 124
咳嗽（湿性）……………………… 200
下気道炎（インフルエンザ）…… 200
顎関節症 …………………………… 38
下肢筋力低下 ……………………… 96
下肢のしびれ ……………………… 96
かぜ …………………………… 168, 182
　——（極初期）……………… 90, 270
　——（こじれた）……………… 172
　——症候群 ………………… 88, 272
　——（初期）…………………… 76
仮性狭心症 ………………………… 230
肩関節周囲炎 ……………………… 232
過多月経 …………………………… 54
肩こり …………… 36, 38, 64, 142, 208
脚気 ………………………………… 58
喀血 ………………………………… 30
化膿性皮膚疾患 …………………… 146
過敏性腸症候群（下痢型）……… 250
花粉症（中等症）……………… 156, 296
肝炎 ………………………………… 80
肝がん ………………………… 144, 268
肝機能異常 ………………………… 16
肝機能障害 ………………………… 194
肝硬変 ……………………………… 16
乾性咳嗽 …………………………… 124
眼精疲労 …………………………… 38

関節炎(急性)	24
関節炎慢性	198
関節痛	94, 184
——(肩甲部)	36
——(上肢)	72
関節リウマチ	24, 84, 142
——(末期)	198
乾癬(尋常性)	82
乾燥(皮膚)	124
肝転移	144, 268
気管支炎	114, 124, 152, 200, 244, 272
気管支炎(喘息様)	170
気管支拡張症	180
気管支喘息	92, 114, 170, 274
ぎっくり腰	140
機能性下痢	238
機能性鼓腸	68
機能性ディスペプシア	290
機能性便秘	218
逆流性食道炎	256
急性胃炎	32
急性胃腸炎	14, 28, 164, 250
——(小児科)	102
急性胃腸カタル	262
急性咽頭炎	50
急性ウイルス性胃腸炎	78
急性関節炎	24
急性筋炎	276
急性細菌性膀胱炎	100
急性神経炎	18, 102
急性膵炎	110
急性生殖器炎症性疾患	294
急性胆嚢炎	110
急性虫垂炎	188
急性泌尿器炎症性疾患	294
急性皮膚炎	254
急性皮膚疾患	146
急性膀胱炎	212
胸痛(咳)	104

狭心症(仮性)	230
虚弱体質	26
虚弱体質(小児)	150
起立性低血圧症	252
キレ痔	34
緊張型頭痛	38, 208
筋肉痛	142, 184, 284
筋力低下(下肢)	96
軽症常習性便秘	68
頸椎椎間板ヘルニア	36
軽度抑うつ	90
頸部リンパ節炎	38
月経・産後の不安	218
月経異常	20, 216
月経関連症状	44, 188, 218, 226, 228, 236
月経痛	140, 210, 222
月経不順	56, 136
月経前症候群	300
結膜炎	24
下痢	86, 176
下痢型過敏性腸症候群	250
肩甲部痛	36
倦怠感	176, 240
口渇	254
口腔乾燥	124
航空機降下時耳痛	102
口腔内乾燥症	244
口腔粘膜炎	30, 250
高血圧症	58, 106, 134, 192, 194
高血圧随伴症状	118, 134, 208
口内炎	32
更年期障害	20, 80, 108, 216
肛門周囲膿瘍	242
呼吸器感染(回復期)	110
腰の冷え	298
五十肩	142
鼓腸	258
骨盤内うっ血症候群	224
こむら返り	140

さ 行

再生不良性貧血	42
坐骨神経痛	96, 246, 302
嗄声	244
産後の神経症	56
産前産後神経症	236
耳下腺炎	38
子宮筋腫	226, 228
子宮内膜症	226, 228
子宮卵巣疾患	80
歯槽膿漏	242
歯痛	292
湿疹	202, 220, 266
湿性咳嗽	200
しびれ(下肢)	96
しびれ(上肢/抗がん剤)	72
しぶり腹	70
脂肪肝	192, 194
しみ	136
しもやけ	20, 224
しゃっくり	140, 256
術後せん妄	286, 288
術後の体力低下	268
消化性潰瘍	30
消化不良	262
上肢の関節痛	72
上肢のしびれ(抗がん剤)	72
常習性便秘	188, 196, 278
掌蹠膿疱症	22
小児虚弱体質	110, 150
小児喘息	170, 274
上半身神経痛	38
上部消化管機能異常	258
暑気あたり	14, 164, 176
食あたり	14
食道神経症	248
食物アレルギー	38, 112
食欲不振	144, 176, 240, 268, 290
自律神経失調症	44
心悸亢進	58
神経炎(急性)	18
神経過敏(小児)	112
神経症	20, 108, 196, 236
——(産後)	56
——(産前産後)	236
神経障害性疼痛	286, 288
神経衰弱(性的)	74
神経性胃炎	12
神経性心悸亢進症	106
神経痛	84, 94, 184
——(肩甲部)	36
——(三叉/肋間/上腕)	72
——(上半身)	38
尋常性乾癬	22, 82, 254
尋常性疣贅	282
心身症	236
腎臓結石	212
心臓神経症	230
身体動揺感	172
身体表現性障害	128
心不全(慢性)	280
蕁麻疹	18
蕁麻疹(慢性)	38
膵炎(急性)	110
衰弱(病後)	26
髄膜炎	152
頭痛	182, 224
——(緊張型)	38, 64
性器出血	54, 294
咳	66, 92, 104, 168
癤腫症	146
全身倦怠感	176
喘息	170
喘息様気管支炎	170, 274
全般性不安障害	248
せん妄	48
——(術後)	286, 288

311

た行

- 体力低下(産後) ……………………… 136
- ──(病後／術後) …………… 144, 268
- 多汗症 ………………………………… 264
- 脱肛 …………………………………… 222
- 打撲 …………………………………… 204
- 打撲傷 …………………………… 80, 216
- 惰眠症 ………………………………… 120
- 多夢症 ………………………………… 120
- 胆嚢炎(急性) ………………………… 110
- 痔 ………………………………… 34, 222
- 痔核 …………………………………… 80
- 痔出血 ………………………………… 54
- 血の道症 ………………………… 82, 108
- 虫垂炎 ………………………………… 210
- ──(急性) ………………… 188, 210
- 腸管通過障害 ………………………… 190
- 手足の冷え …………………………… 224
- 手足のほてり ………………………… 122
- 低血圧症(起立性) …………………… 252
- ディスペプシア ……………………… 238
- 鉄欠乏性貧血 …………………… 226, 228
- 動脈硬化 ……………………………… 106
- 特発性血小板減少性紫斑病 …………… 42
- 吐血 …………………………………… 30

な行

- 難治性皮膚疾患 ……………………… 82
- ニキビ …………………………… 60, 174
- 乳児の鼻閉 …………………………… 270
- 乳汁分泌異常 ………………………… 38
- 乳腺炎 ………………………………… 38
- 尿管結石 ……………………………… 212
- 尿路感染症 …………………………… 178
- 尿路結石 ……………………………… 140
- 尿路出血 ……………………………… 54
- 妊娠悪阻 ……………………………… 158
- 認知症(BPSD) ………………… 286, 288
- 寝汗 …………………………………… 62
- ネフローゼ症候群 …………………… 116

- ノイローゼ …………………… 192, 194
- 脳炎 …………………………………… 152
- 脳血管障害 …………………………… 152
- 脳卒中(後遺症) ……………………… 172
- 膿皮症 ………………………………… 242
- 脳浮腫 ………………………………… 102
- ──型頭痛 …………………………… 102
- 乗り物酔い …………………………… 102

は行

- 肺炎 …………………………………… 152
- 肺がん ………………………………… 240
- 肺気腫 ………………………………… 180
- 肺転移 ………………………………… 240
- 排尿障害 ……………………… 214, 246, 302
- 背部痛 ………………………………… 38
- 麦粒腫 ………………………………… 242
- 抜歯後疼痛 …………………………… 292
- 発疹(ウイルス性) …………………… 162
- 鼻出血 ………………………………… 118
- パニック症 …………………………… 300
- 冷え(腰) ……………………………… 298
- 冷え(手足) …………………………… 224
- 冷え(腹) ……………………………… 14
- 冷え症 …………………………… 136, 272
- 鼻炎 …………………………………… 40
- ──(アレルギー性) ………………… 296
- ──(慢性) …………………………… 166
- ひきつけ ……………………………… 48
- ヒステリー ……………………… 48, 106
- 泌尿器炎症性疾患 …………………… 294
- 皮膚炎 …………………………… 160, 254
- 皮膚乾燥(透析患者) ………………… 124
- 皮膚疾患 ……………………………… 124
- ──(難治性) ………………………… 82
- 皮膚瘙痒 ………………… 30, 132, 220
- 鼻閉 …………………………………… 40
- ──(乳児) …………………………… 270
- 肥満 …………………… 192, 194, 266
- 病後の衰弱 …………………………… 26

病後の体力低下	268
疲労倦怠	144, 268
貧血	52, 240
頻尿(夜間)	96
不安	74, 300
腹痛	70, 224
副鼻腔炎	166, 242
──(慢性化膿性)	60
浮腫(腰より下)	212
浮腫(膝より下)	24
不整脈(心室性期外収縮)	138
二日酔い	32, 102
不定愁訴症候群	44
不妊症(男女共)	246
不眠	52, 74, 108, 120, 192, 194
蚊刺症	24
変形性膝関節症	264
片頭痛	98
便秘	148, 186, 206, 216
──型過敏性腸症候群	68
──(機能性)	218
──(軽症常習性)	68
──(常習性)	196
扁平疣贅	282
膀胱炎	100
膀胱結石	212
膀胱神経症	178
発作性頻脈(リズム治療不要)	138
ほてり	254

ま行

末梢神経障害	240
慢性胃腸炎	150
慢性胃腸カタル	260
慢性化膿性副鼻腔炎	60
慢性関節炎	198
慢性関節痛	142
慢性気管支炎	126, 180
慢性緊張性頭痛	64
慢性心不全	280
慢性蕁麻疹	38
慢性生殖器炎症性疾患	294
慢性前立腺炎	80
慢性尿路感染症(軽度)	178
慢性鼻炎	166
慢性泌尿器炎症性疾患	294
慢性皮膚炎	254
慢性膀胱炎	214
慢性腰痛	286, 288
味覚障害	90
耳鳴り	90
めまい	102, 252
免疫能低下	240

や行

夜間頻尿	96
疣贅	282
腰痛	94, 184, 224
──(冷え)	298
──(老化)	96, 246, 302
抑うつ	42, 74
──(軽度)	90
夜泣き	48, 74, 106

著者紹介

井齋偉矢（いさいひでや）

1975年北海道大学医学部卒業．同年北海道大学医学部第一外科に入局し現在同門．医学博士．専門は消化器・一般外科，肝臓移植外科．日本外科学会認定登録医．1988年から3年間，オーストラリア・シドニー大学で肝臓移植の臨床および実験に従事した．帰国後，独学で漢方治療を本格的に始め，現在，日本東洋医学会認定専門医・指導医．2012年にサイエンス漢方処方研究会を設立し，理事長として現代医学にのみ立脚した「サイエンス漢方処方」の普及に努めている．2007年より静仁会静内病院院長，2018年9月に病院名を医療法人徳洲会 日高徳洲会病院に変更，現在に至る．

147処方を味方にする 漢方見ひらき整理帳

2018年 2月 1日　1版1刷　　　　　　　　©2018
2023年10月 5日　　　　　5刷

著　者
　井齋偉矢

発行者
　株式会社 南山堂　代表者 鈴木幹太
　〒113-0034　東京都文京区湯島 4-1-11
　TEL 代表 03-5689-7850　www.nanzando.com

ISBN 978-4-525-47121-7

JCOPY ＜出版者著作権管理機構 委託出版物＞
複製を行う場合はそのつど事前に(一社)出版者著作権管理機構（電話03-5244-5088, FAX 03-5244-5089, e-mail: info@jcopy.or.jp）の許諾を得るようお願いいたします．

本書の内容を無断で複製することは，著作権法上での例外を除き禁じられています．また，代行業者等の第三者に依頼してスキャニング，デジタルデータ化を行うことは認められておりません．